名医护航 | 第二军医大学健康科普系列丛书
总主编 孙颖浩 朱明哲

乳 腺 疾 病

☆

主 编 盛 湲
副主编 苏东玮 刘国平 于 跃

U0314117

第二军医大学出版社

Second Military Medical University Press

内 容 简 介

乳腺疾病发病率目前呈逐步升高的趋势，同时又是女性的常见病、多发病。本书作者是长期从事临床工作的乳腺外科专家，他们以生动、通俗的科普语言，用问答形式展示给读者有关乳腺良恶性疾病的病因、表现、治疗以及康复保健的知识。适合广大乳腺疾病患者、家属及注重自我保健的人群阅读，也适合基层乳腺外科医务人员参考。

图书在版编目（CIP）数据

乳腺疾病/盛湲主编. —上海：第二军医大学出版社，2016.9

（名医护航/孙颖浩，朱明哲主编）

ISBN 978 - 7 - 5481 - 1266 - 2

Ⅰ．①乳… Ⅱ．①盛… Ⅲ．①乳房疾病—防治—问题解答 Ⅳ．①R655.8-44

中国版本图书馆CIP数据核字（2016）第225305号

出 版 人 陆小新
责任编辑 单晓巍
策划编辑 陆小新 高敬泉

乳腺疾病
主编 盛湲
第二军医大学出版社出版发行
http://www.smmup.cn
上海市翔殷路 800 号 邮政编码：200433
发行科电话/传真：021- 65493093
全国各地新华书店经销
江苏天源印刷厂印刷
开本：787×1092 1/16 印张：7.5 字数：66 千字
2016 年 9 月第 1 版 2016 年 9 月第 1 次印刷
ISBN 978 - 7 - 5481 - 1266 - 2/R.1984
定价：23.00 元

《乳腺疾病》

编 者 名 单

主　编　盛　溪

副主编　苏东玮　刘国平　于　跃

编　者（以姓氏笔画为序）

于　跃　方　敏　刘国平

刘超乾　李　莉　李恒宇

李曦洲　苏东玮　吴凯男

吴燕梅　盛　溪

总 序
General Preface

　　随着医学科技的发展和人民生活水平的提高,预防保健、健康管理已成为当代人日常生活关注的热点。

　　国医大师蒲辅周说过,"无病善防、提高体质;有病驱邪,慎毋伤正"。惟有了解疾病,才能有效地与其作斗争。因此,一套科学可靠、权威专业、贴近需求、易于理解、便于操作的科普保健指导丛书对于广大群众来说,显得十分必要。与此同时,现代医学技术、互联网科技和健康保健产业快速发展,人们获取各类医疗保健知识和讯息的方式更为便捷,渠道更为通畅,信息量空前巨大。特别是近年来,各类养生、保健的知识、食品、药品宣传铺天盖地,相关书籍、网站、微信公众号层出不穷,在丰富健康资讯的同时,也给广大缺乏医疗专业知识背景的群众带来了选择和鉴别上的困惑,甚至某些时候产生了误导,从而影响了正确的健康选择。

　　为满足广大人民群众对医学科普和保健的需求,我们精选了当前人们普遍关心和发病率较高的常见病、多发病和一些健康问题,内容涵盖了循环、呼吸、消化、泌尿生殖、内分泌、肌肉骨骼、神经系统以及心理健康等,形成了这套"第二军医大学健康科普系列丛书",以期为广大军民普及医疗保健知识,正确了解相关的疾病和健康问题,有效地选择防治方法和策略提供指导,为推进国人整体健康提供帮助。

　　为了使本套科普丛书可靠、可读、可用,我们在编写中注意把握住了以下几个方面:一是坚持科学性。书中所有内容均来自于医学专业书籍、期刊和真实的病例、案例,每个观点、论断都有科学的数据或理论支撑。二是突出权威性。丛书汇集全校数十名长期在临床一线从事医教研工作的国内知名临床医学专家，充分利用学校几十年来形成的临床常见病、多发病防、诊、治方面的特色和优势，科学梳理、系统归纳，科普演绎，编撰成册。三是注重系统性。每种疾病和健康问题的描述均从"因""防""治""养"四个方面加以展开，既保证系统性，又有所侧重，使广大读者知道病因、明确预防，了解治疗，学会保养，全面了解疾病防治策略。四是兼顾新颖性。虽然丛书介绍的均为常见病、多发病，但在具体编写中，注重增加国内外前沿动态和编写者原创性的研究成果和发现，力求将疾病最新的进展介绍给大家。五是提升可读性。在科学、专业、准确的同时，坚持做到语言通俗易懂、编排图文并茂、案例典型深刻，确保整书可读、易读、好读。六是确保实用性。本书坚持科普与保健相结合，做到在了解危险因素的基础上针对性预防，在知道疾病演变的前提下主动性保健，并将日常最简便经济、科学易行的方法介绍给大家，力求增强日常生活实践的可操作性。

中医自古就讲究"治未病"，在自己健康时注重卫生与养生，预防疾病。希望该套丛书能够为大家了解常见疾病、理解健康、学会自我保健提供帮助和指导，为大家的健康保驾护航。同时，该书也可作为医学生和各岗位医务工作者的参考书籍。

医学在发展，理念在更新，丛书内容中难免会存在缺漏与不足，我们恳请广大读者和医学专业人士提出批评、给予意见和建议，以便我们再版时改进和完善。最后，衷心感谢为该套丛书编写付出辛勤劳动的编委会成员、各位编写者、出版社编辑人员和组织协调的各位工作人员！

前言
Preface

　　乳腺癌是女性最常见的恶性肿瘤之一。全世界每年约有 120 万妇女发生乳腺癌，50 万妇女因乳腺癌死亡。中国是乳腺癌发病率增长最快的国家之一。中国抗癌协会公布的统计数字显示，我国近年来乳腺癌发病率正以每年 3% 的速度递增，成为城市中死亡率增长最快的癌症，发病年龄也呈逐渐年轻化的趋势，特别是京、津、沪地区乳腺癌已成为危害妇女健康的主要恶性肿瘤。

　　为了普及乳腺疾病的基本知识，适应医学科学知识日新月异的变化，将复杂难懂的专业知识转变为浅显易懂的通俗语言，向广大群众传递正确的医学科普知识，我们编写了此书。

　　本书涵盖了乳腺疾病的主要内容，针对女性关于乳腺疾病的常见疑问进行解答。主要内容包括女性乳腺的一般知识、乳腺良性疾病、乳腺癌，重点列出了乳腺癌的常见问题，包括乳腺癌致病因素、症状与体征、诊断与治疗（化疗、放疗、靶向治疗等）中的有关问题。全书内容丰富，实用性强，不仅适合患者阅读，还适用于基层医护工作者的临床实践。

　　本书编者均为长海医院甲乳外科长期从事乳腺外科的专家与资深医生，具有丰富的专业知识和临床经验，他们花费了大量的时间和精力进行编写，在此特别致谢！

　　由于编写时间仓促，书中难免有不足之处，敬请批评指正。

主　编

2016 年 9 月

目 录
Contents

一、关于女性乳腺的一般知识

●● 1.

认识一下女性乳腺

拥有一对丰满、圆润、健康的乳房是每位女性的希望。发育的乳房，是女性的第二性征之一。古今中外雕塑家及画家创作的美丽女神中，都突出了完美的乳房。她们是位于女性胸大肌表面，第 2 ~ 6 肋间的两个半球形器官，柔软而富有弹性。大部分人的乳腺外上方向腋窝突出形成尾部，称腋尾。

成年女性乳腺组织由 15 ~ 20 个乳腺叶组成，以乳头为中心，呈放射状排列。每一腺小叶又由 10 ~ 100 个腺泡组成，这些腺泡紧密地排列在小乳管周围，腺泡的开口与小乳管相连。多个小乳管汇集成小叶间乳管，多个小叶间乳管再进一步汇集成一根整个腺叶的乳腺导管（乳管）。乳腺的主要功能是哺乳。

●● 2.

为什么要进行乳腺普查，哪些人需要普查

　　自 20 世纪 70 年代末开始，全球乳腺癌发病率一直呈上升趋势。我国女性癌症发病率上升明显，乳腺癌居女性恶性肿瘤第一位，每年新发病例约 21 万，发病率以每年 3%～5% 的速率上升，高出发达国家 1～2 个百分点。特别注意：40～55 岁女性，最容易患乳腺癌。

　　我国女性乳腺癌的高发年龄段是 40～55 岁，这个年龄的女性多数已经为人母，她们是家庭的中流砥柱。随着社会的向前发展，女性逐渐走出屋檐，走向社会，她们承受着来自社会及家庭的双重压力，加之身体机能发生变化，体内雌激素的快速撤退，导致各种乳腺疾病高发，因病致贫的家庭越来越多。

　　因此，早检查、早发现、早治疗是提高乳腺癌治愈率的最科学方法。有条件的女性，35 岁以上每年应进行一次乳腺彩超的检查，这项检查是国际公认的乳腺癌筛查标准，筛查准确率可达 90% 以上。

● 3.

乳房自我检查的步骤和方法

端坐或站立解开上衣，应完全显露双侧乳房。

看：双侧乳房形状大小是否对称、乳头是否内陷、乳房皮肤有无颜色改变或皮肤表面内陷，橘皮样改变等。

摸：一般在月经结束后一周检查为佳。将一手的手掌和手指平置在乳房上，用指腹轻施压力，以旋转或来回滑动的方式对乳房的内、外、上、下及腋尾四个区域进行触诊，动作要轻柔，切不可用指尖抓摸。可以在洗澡时打上肥皂再进行触诊，更容易操作哦！不要忘了乳头乳晕下的区域，是否有液体从乳头溢出。

● 4.

双侧乳房大小不一样正常吗

青年女子乳房一大一小可由多种原因引起，有生理性的，也有病理性的；有临时性的，亦有永久性的。如果是纯生理性的，随着发育成熟，两侧乳房会逐渐趋向对称。

女性发育成熟后的两个乳房确实有差异，一般左侧大于右侧，但视觉较难区分，这并非病态。左右乳房大小不一致的现象对健康没有不利之处。

许多人少女时期，左右乳房发育快慢不等，这是正常的，到发育成熟时，两个乳房的大小就会一样了。但是，成人以后，如果两侧乳房大小相差格外悬殊，就应去诊查了。值得注意的是，由于哺乳习惯不当造成一侧乳房下垂致双乳不对称除外。

5.

什么是副乳

有些女性长副乳其实是从胚胎时期就存在。人的胚胎在六周的时候，胚胎仅有1厘米多一点，其躯干的腹面两侧，外胚层细胞增厚形成脊状，相当于腋下到腹股沟的弧形连线，这两条脊状突起叫生乳线，线上有许多乳腺始基。由于人一般只生育一胎或双胎，不需要许多乳腺，所以仅胸前的一对乳腺始基继续发育，形成乳头芽。到胚胎3个月时，形成乳腺管。其余的乳腺始基一般于胚胎第九周后逐渐消退。如退化不全就会长副乳。

还有一种长副乳的原因是由于后天的身体肥胖，或者穿衣不当所造成，例如：穿衣方式不对、内衣尺寸不合，或者是为了追求时髦经常使用无肩带、半罩式内衣，这些长副乳原因都可能使胸部无法集中，内衣太小或内衣的肩带过于紧绷，长期下来会在外胸部或腋下造成局部脂肪堆积。

●● 6.

保持乳房健康有哪些注意事项

选择一件适合的乳罩，维持美好胸形。过紧或过松的乳罩都不利于乳房的健美。过紧会扼制乳房血液循环，导致乳腺疾病，影响乳房发育；过松则无法对乳房起承托和塑形作用，达不到一定美感。乳罩的主要作用是保护乳房，防止松弛下垂，最好在 17 岁左右开始配戴。哺乳期间要保证充足的热量，优质的蛋白质，丰富的无机盐和维生素，以及充足的水分。但脂肪、糖类食品则不宜多吃，吃多了易导致身体发胖和乳房下垂。哺乳时间以 8 个月左右为宜（生育后不哺乳不可取）。

二、乳腺常见良性疾病

●. 7.

什么是乳腺增生

乳腺增生是指乳腺上皮和纤维组织增生，乳腺组织导管和乳小叶在结构上的退行性病变及进行性结缔组织的生长，其发病原因主要是内分泌激素失调。乳腺增生是女性最常见的乳房疾病，其发病率占乳腺疾病的首位。近些年来该病发病率呈逐年上升的趋势，年龄也越来越低龄化。据调查有70%～80%的女性都有不同程度的乳腺增生，多见于25～45岁的女性。

病因为乳腺在内分泌激素，特别是雌/孕激素的作用下，随着月经周期的变化，会有增生和复旧的改变。由于某些原因引起内分泌激素代谢失衡，雌激素水平增高，可以出现乳腺组织增生过度和复旧不全，经过一段时间以后，增生的乳腺组织不能完全消退，就形成乳腺增生。

临床表现在不同年龄组有不同特点，未婚女性、已婚未育、尚未哺乳的妇女，其主要症状为乳腺胀痛，可同时累及双侧，但多以一侧偏重。月经前乳腺胀痛明显，月经过后即见减轻并逐渐停止，下次月经来前疼痛再度出现，整个乳房有弥漫性结节感，并伴有触痛。35岁以后妇女主要症状是乳腺肿块，乳疼和触痛较轻，且与月经周期无关。用手触摸乳房可摸到大小不等、扁圆形或不规则形、质地柔韧的结节，边界不清楚，与皮肤及深部组织无粘连，可被推动。45岁以后常表现为单个或多个散在的囊性肿物，边界清楚，多伴有钝疼、胀痛或烧灼感。绝经后妇女乳房腺体萎缩，囊性病变更为突出。乳房疼痛的严重程度与结节的有无及范围无相关性，疼痛可向腋下、肩背部放射。少数患者可伴发乳头溢液。由于病因来自身体内分泌功能紊乱，故除乳房方面的症状外同时还可出现月经不规律，脾气不好，爱着急、爱生气、爱出汗等症状。

●●8.

乳腺增生需不需要药物治疗

乳腺增生的治疗方式多种多样，根据个体的情况不同可以选择不同的方式，也不仅仅局限于药物。病因主要是由于

一、乳腺常见良性疾病

身体内分泌功能紊乱造成的，乳房疼痛轻者，可调节心理，缓冲压力，疼痛重者推荐中医中药治疗，定期复查。

（1）心理治疗：乳腺增生的发生往往与劳累、生活不规律、精神紧张、压力过重有关。治疗乳腺增生首先就是要舒缓生活和工作压力，消除烦恼，心情舒畅，心态平和，症状就可以缓解。

（2）中医中药治疗：中医认为乳腺增生始于肝郁，而后血瘀痰凝成块，治宜疏肝理气，活血化瘀，软坚散结，柴胡、白芍、香附、橘叶、丹参、地龙为中医处方中的常用药。有些患者还可服用中成药，如：散结灵、乳块消、乳宁、乳康片、逍遥散或丹栀逍遥散（加味逍遥散）等。在除外乳腺恶性肿瘤的前提下还可试用中医外治疗法，如：中药乳罩、针灸、按摩等。

（3）西药治疗：可采用激素类药物、碘制剂及三苯氧胺，可以缓解疼痛，因有一定的副作用，不做首选。维生素A、维生素B_6、维生素E也有调节性激素的作用，可作为乳腺增生的辅助用药。

（4）手术治疗：乳腺增生因内分泌代谢失衡所致，本身没有手术适应证，临床上遇到个别与乳腺癌不易鉴别的乳腺结节，亦可采用手术切除，经病理学检查明确诊断。

●. 9.

乳腺增生会转变成乳腺癌吗

育龄妇女大概百分之七八十都有不同程度的乳腺增生，但是大部分属于单纯性的乳腺增生，表现为乳房胀痛、肿块，同时随着月经周期的变化而变化，月经结束后雌激素水平下降，乳房不适症状明显减轻，肿块减小，这种情况一般不会癌变。但是有一种乳腺增生就是病理上说的囊性乳腺增生病，这种增生的腺泡导管末端高度扩张形成囊肿，乳腺导管上皮细胞可呈乳头状增生，导管内形成乳头状瘤，这种情况属于癌前病变。在囊性增生的基础上容易出现非典型增生，中重度的非典型增生癌变的机会明显增加，囊性增生合并非典型增生 3% ~ 4% 的比例会发生癌变，其他单纯性增生，基本不会癌变。

●. 10.

乳腺增生可以吃豆制品吗

根据研究发现，大约有 1/3 的乳腺疾病都与饮食有很大关系。大豆及大豆食品中含有异黄酮，这种物质有双向调节雌激素水平的作用，减少乳房不适。如果每天吃两餐含有大豆的食品比如豆腐、豆浆等，将会对乳房健康十分有益。所以豆制品是可以吃的。

其他有利于乳房健康发育的食物有：

（1）食用菌类：银耳、黑木耳、香菇、猴头菇、茯苓等食物是天然的生物反应调节剂，能增强人体免疫能力，有较强的防癌作用。研究表明，多吃食用菌可为女性的乳房健康加分。

（2）海带：海带是一种大型食用藻类，对于女性来说，不仅有美容、美发、瘦身等保健作用，还能辅助治疗乳腺增生。研究发现，海带之所以具有缓解乳腺增生的作用，是由于其中含有大量的碘，可促使卵巢滤泡黄体化，使内分泌失调得到调整，降低女性患乳腺增生的风险。

（3）坚果、种子类食物：种子、坚果类食物包括含卵磷脂的黄豆、花生等，含丰富蛋白质的杏仁、核桃、芝麻等，其中含有大量的抗氧化剂，可起到抗癌的效果。而且，坚果和种子食品可增加人体对维生素 E 的摄入，而摄入丰富的维生素 E 能让乳房组织更富有弹性。

（4）鱼类及海产品：黄鱼、甲鱼、泥鳅、带鱼、章鱼、鱿鱼、海参、牡蛎以及海带、海蒿子等，富含人体必需的微量元素，有独特的保护乳腺的作用。

（5）牛奶及乳制品：牛奶及乳制品中含有丰富的钙质，有益于乳腺保健。

（6）各色水果：葡萄、猕猴桃、柠檬、草莓、柑橘、无花果等，在让女性摄取多种维生素的同时，也获得抗乳腺癌的物质。

（7）蔬菜：蔬菜与主食合理搭配，有利于身体健康。如果每天的饮食保证摄取足够的蔬菜，如多食番茄、胡萝卜、菜花、南瓜、大蒜、洋葱、芦笋、黄瓜、丝瓜、萝卜和一些绿叶蔬菜等，对维护乳房的健康很有帮助。

（8）谷类：经常食用谷类如小麦（面粉）、玉米及一些杂粮，均对乳房具有保健作用。小麦含有大量的可溶性和不可溶性纤维素，可溶性纤维素帮助身体降低胆固醇，不可溶性纤维素有助于预防癌症。玉米更被营养专家肯定为最佳的丰胸食品。

为了乳房健康，应该少吃的食物如下：

（1）盐和快餐食品：盐和其他含钠元素量高的食物，会让女性体内保持更多的体液，增加乳房不适。因此，女性应尽量吃一些含盐量较低的食品，少吃罐头和较咸的熟食品。快餐食品往往含盐也较高。需要指出的是，快餐中的油炸食物含热量极高，会加速体内雌激素生成，使乳腺增生更严重，

二、乳腺常见良性疾病

也应当尽量少吃。

（2）肉类：美国妇女家庭健康中心的最新研究发现，吃肉类食品较多，不仅摄入热量过多，同时也会摄入更多的胆固醇。而胆固醇会刺激人体分泌更多的激素，而绝大多数乳房肿块都是与激素分泌相关的。因此，经常吃低脂饮食的女性，乳房出现问题的概率相对较小。专家提倡，女性在日常饮食中应适当控制含激素的肉食摄入。

（3）咖啡：过量摄入咖啡、可乐等刺激性饮料，容易增加乳房组织的体液，加重乳房的肿胀感，使乳房感到不舒适。

11.

乳腺增生可以做乳腺按摩吗

乳腺增生可以做胸部按摩，但按摩只能一定程度上缓解乳腺增生引起的疼痛症状，以及帮助乳房肿块的软化等，无法起到根治乳腺增生的效果。

可以用以下方法按摩胸部：

（1）将左前臂外展与身体呈一线展开，用右手来回大力捏揉左乳外侧上部，方向不论，大约5分钟。按摩的这个部位包括了胃经以及冲脉，而胃经上有"屋翳""膺窗"

等治疗乳腺增生的穴位。

（2）左手指尖向后捂左耳，将左前臂向前与身体呈垂直状态，用右手来回捏揉左肋背阔肌边缘上侧突起之肌肉，方向不论，力度如前，捏揉大约5分钟。

（3）左手仍然是指尖向后捂左耳，将左前臂斜向展开与身体呈大致135度角，用右手来回捏揉腋下突起部分，方向不论，力度如前。捏揉大约5分钟。左侧做完，换过手来，以同样的步骤做右侧一遍。全程按摩下来，大约需要半个小时。

●●● 12.

如何预防乳腺增生

在了解了乳腺增生相关病因后，不难找到相对应的预防措施。

建立良好的生活方式，调整好生活节奏，保持心情舒畅。坚持体育锻炼，积极参加社交活动，避免和减少精神、心理紧张因素。

学习和掌握乳房自我检查方法，养成每月1次的乳房自查习惯。自查最佳时间应选择在月经过后或两次月经中间，此时乳房比较松软，无胀痛，容易发现异常；已绝经的妇女可选择每月固定的时间进行乳房自查。自查中如发现异常或与以往不同体征时应及时到医院就诊。

积极参加乳腺癌筛查或每年1次乳腺体检。

● 13.

哺乳期间发生急性乳腺炎怎么办

急性乳腺炎是乳腺的急性化脓性感染，是乳腺管内和周围结缔组织炎症，多发生于产后哺乳期的妇女，尤其是初产妇更为多见。有文献报道急性乳腺炎初产妇患病占50%，初产妇与经产妇之比为2.4∶1。哺乳期的任何时间均可发生，但以产后3～4周最为常见，故又称产褥期乳腺炎。

13.1　产褥期乳腺炎的临床表现

（1）淤积性乳腺炎：发生于产褥初期（常在产后1周左右）。由于初产妇缺乏喂哺乳儿经验，易致乳汁淤积，未按时排空所致。患者感双乳不同程度的胀痛，并有中等度体温升高（38.5℃左右）。检查乳房胀满，表面微红（充血），压痛，但经吸出乳汁后症状多能消失。但如不及时处理，或乳头较小，被新生儿用力吮破，滞留乳汁可为化脓性细菌所污染。因此，须将多余乳汁排空，并注意乳头清洁。

（2）化脓性乳腺炎：多由于葡萄球菌或链球菌通过破裂的乳头感染所致。如前所述，产后乳汁淤积，如不及时排空，易致感染。细菌侵入乳腺管后，继续向实质部侵犯，则可形成各种类型的化脓性乳腺炎。

1）炎症扩散至表浅淋巴管，导致丹毒样淋巴管炎。患者突发高热，往往伴有寒战，乳房触痛，局部皮肤出现红点或红线，为此型特征。

2）炎症局限于乳晕部结缔组织，形成乳晕下脓肿。

3）感染沿着淋巴管扩散到乳腺间质内，可自表面至基底，横贯乳房组织。由于结缔组织化脓而形成间质部脓肿。此种脓肿可局限于单一乳腺小叶，亦可扩散至大部乳腺。

4）感染迅速扩散，深达位于乳房基底部与胸大肌之间的乳房后疏松结缔组织，形成乳房后脓肿。

炎症或脓肿所在部位，均表现红肿及压痛。脓肿部按之有波动感，必要时可行试验穿刺，抽出脓液做细菌学检查，并做药物敏感试验，以供选择抗生素时参考。

13.2　产褥期乳腺炎的治疗方法

（1）脓肿形成之前：

1）早期仅有乳汁淤积的产妇全身症状轻，可继续哺乳，采取积极措施促使乳汁排出通畅，减轻淤积。用绷带或乳托将乳房托起，乳汁淤积期患者可继续哺乳，局部用冰敷，以减少乳汁分泌。

2）局部治疗对乳房肿胀明显或有肿块形成者，局部热敷有利于炎症的消散，每次热敷 20 ～ 30 分钟，3 次 / 天，严重者可用 25% 硫酸镁湿敷。

3）抗生素选用针对金黄色葡萄球菌的敏感抗生素，根据病情或口服或肌内注射或静脉点滴。

（2）脓肿已形成：应及时切开引流，切口一般以乳头、乳晕为中心呈放射形，乳晕下浅脓肿可沿乳晕做弧形切口，脓肿位于乳房后，应在乳房下部皮肤皱襞 1 ～ 2 厘米做弧形切口。

13.3 产褥期乳腺炎的预防措施

（1）保持乳头清洁，经常用温肥皂水洗净，如有乳头内陷者更应注意清洁，不要用乙醇擦洗。

（2）养成良好的习惯定时哺乳，每次将乳汁吸尽，如吸不尽时要挤出或不让婴儿含乳头睡觉。

（3）如有乳头破损要停止哺乳，用吸乳器吸出乳汁，在伤口愈合后再行哺乳。

●. **14.**

乳头溢液如何治疗

乳头溢液是乳腺疾病的常见症状，可分为生理性溢液及病理性溢液。生理性溢液是指妊娠和哺乳期的泌乳现象、口服避孕药或镇静药引起的双侧乳头溢液及绝经后妇女单侧或双侧少量溢液等。病理性溢液是指非生理情况下，一侧或双侧来自一个或多个导管的间断性、持续性，从数月到数年的乳头溢液。

14.1 乳头溢液的原因

（1）间脑疾病或脑垂体病变，如间脑及其附近组织肿瘤、泌乳素腺瘤、松果体瘤、垂体功能亢进、肢端肥大症等。

（2）内分泌系统疾病，如原发性甲状腺功能低下、肾上腺瘤等。

（3）胸部疾病，如慢性乳腺炎、胸部带状疱疹等。

（4）药物的副作用，如氯丙嗪、吗啡、利舍平、吗丁啉、胃复安以及避孕药等激素类药物，可引起人体的内分泌功能紊乱、刺激催乳素分泌，导致乳房溢液。

（5）乳房的局部刺激和全身的应激反应，如经常玩弄或吸吮乳头、严重的精神创伤等因素，也可导致催乳素出现一过性增高而引发乳房溢液。

14.2　乳头溢液的主要相关疾病

（1）乳腺导管扩张症：患有此病的部分患者首发症状为乳头溢液。溢液的颜色多为棕色，少数为血性。此病好发于 40 岁以上非哺乳期或绝经期妇女。发生溢液的乳晕区有与皮肤粘连的肿块，直径常小于 3 厘米，同侧腋窝淋巴结可肿大、质软、有触痛。

（2）乳管内乳头状瘤：此病以 40 ～ 50 岁者多见，瘤体多发生在邻近乳头的部位，瘤体很小，带蒂并有绒毛，还有很多壁薄的血管，故易出血。触诊患者乳房，有时可发现乳晕下有樱桃大的肿块，质软、光滑、活动。

（3）乳房囊性增生：育龄妇女多见。部分患者乳头溢液为黄绿色、棕色、血性或无色浆液样。此病有两个特点：一是表现为乳房周期性胀痛，好发或加重于月经前期。二是乳房肿块常为多发，可见于一侧或双侧，也可局限于乳房的一部分或分散于整个乳房。肿块呈结节状且大小不一，质韧不硬，与皮肤无粘连，与周围组织界限不清，肿块在月经后可有缩小。

（4）乳腺癌：部分乳腺癌患者有鲜红或暗红色的乳头溢液，有时会产生清水性溢液，无色透明，偶有黏性，溢出后不留痕迹。45 ~ 49 岁、60 ~ 64 岁为此病的两个发病高峰。患者在无意中可发现乳房肿块，多位于内上限或外上限，无痛，渐大。晚期病变部位出现橘皮样皮肤改变及卫星结节。腋窝淋巴结肿大、质硬，随病程进展彼此融合成团。

14.3　乳头溢液的治疗方法

（1）假性溢液：处理乳头溢液时，应首先区别真假溢液。假性溢液可行相应的局部治疗。

（2）真性溢液的处理：①非肿瘤性溢液的治疗常为乳腺导管扩张症、乳腺囊性增生等引起。前者可行药物治疗或手术治疗，后者可行中药治疗、药物治疗或手术治疗。②肿瘤性溢液的治疗常为导管内乳头状瘤或导管内乳头状癌所引起。前者行局部区段切除，后者应行乳腺癌根治术。

15.

什么是巨乳症

巨乳症又称乳房肥大、大乳房或巨乳房，是指女性乳房过度发育，含腺体及脂肪结缔组织过度增生，体积超常，与躯体明显失调。可发生胸部压迫感、慢性乳腺炎、疼痛、肩部酸痛沉重及乳房下皮肤糜烂等。巨乳症多见于青春期少女或青年女性，常发生在两侧，偶见限于一侧。乳房过大系因腺体及脂肪结缔组织对雌激素异常敏感所致。遗传因素亦属有关因素之一。许多巨乳患者由于体型欠美，逃避社交，滋生病态心理，故乳房缩小整形术具有治疗及美容的双重意义。理想的缩乳术应兼顾外观与功能。此外，巨乳症应与乳腺肿瘤相鉴别。

（1）临床表现主要有：乳房巨大，鼓胀沉重，皮肤紧张；胸部压迫感；常伴慢性乳腺炎及疼痛；可有乳房下皮肤糜烂。

（2）诊断依据为：先天性病史；乳房鼓胀巨大，皮肤紧张；胸部压迫感；伴慢性乳腺炎及疼痛；有乳房下皮肤糜烂。X线拍片与乳房肿瘤鉴别。

（3）治疗原则为：创造一个具有理想大小和形状的乳房。小而隐蔽的瘢痕。保存乳房泌乳和乳头感觉功能。没有术后并发症。远期效果可靠。

●. 16.

纤维腺瘤需要手术吗

发现乳腺纤维腺瘤后，建议患者手术切除。因为：第一，目前的诊断只是临床诊断，而未经病理证实，所以准确率并非百分之百，临床上的确有酷似乳腺纤维腺瘤但手术切除后病理回报为乳腺癌的病例；第二，既然通过药物不能完全治愈乳腺纤维腺瘤，虽其是良性肿瘤，但并非没有恶变可能性，加之若肿块继续生长，手术切除范围必然增大，增加创伤，故如果条件允许，可以尽早手术。

乳腺纤维腺瘤也并非一经发现就要立刻手术。它不同于乳腺癌，乳腺癌在医学上建议限期手术，即由于病情需要，不宜过久延迟手术。而乳腺纤维腺瘤可以选择适当时期进行手术。如果因个人原因暂时无法手术或不愿手术的，建议定期观察，3个月复查1次。

如果出现下列情况，建议患者不要再等待：第一，肿块增长过快，这种情况下肿瘤恶变概率增加，且延误治疗时间，肿块增大明显，手术创伤也必然增大；第二，准备妊娠的患者，因为妊娠可以刺激肿瘤迅速增大，在妊娠前切除为好；第三，绝经期，因此时乳腺癌发病率增加，发现乳房肿块建议早切除为宜。

● 17.

乳腺纤维腺瘤行超声引导下微创旋切手术能切干净吗

提出这个问题是因为将"复发"和"再发"的概念搞混淆。说到这里，就不得不明确这两个概念的区别。什么是"复发"？

复发可以理解为手术没有切除干净，术后过了一段时间原来的部位又长了出来。这个就是手术技能不过关造成的。什么是"再发"，再发可以理解为手术区域以外的部位长出来的新肿块，这个和手术方式、技能没有关系，而是和患者自身的体质有关系。如果想通过某种手术方式杜绝"复发"有可能，想杜绝"再发"不可能。所以说，如果肿块"再发"了，不要怪罪到微创旋切的头上啊！20世纪90年代，微创旋切技术作为活检系统出现了。什么叫"活检"？就是活体组织检查，说通俗一点就是：在患者身上可能有病的地方切出一点组织做化验，看看性质再做下一步处理。看到它的定义就可以知道，这个操作其实并不要求将病灶切干净，只要切出一部分就完成任务了。但是随着操作技术的提高，微创旋切已经完全可以把那些大小合适的病灶完全切除干净了。换句话说，微创旋切目前不仅是活检系统，也是治疗系统。因为整个手术过程中，都是在超声观察引导下进行的，所以，微创旋切有传统手术不具备的优点：切口小、取材准，创伤少，美观好。

18.

乳腺纤维腺瘤会复发吗

手术完整切除了病灶，纤维腺瘤就达到了治愈。但是有约 15% 的纤维腺瘤是具有多发倾向的，患者可能两侧乳房同时存在肿瘤，也可能一侧乳房存在两个甚至多个肿瘤，还有可能在这次治愈后不久其他部位又出现了肿瘤。但乳腺纤维腺瘤复发并非因手术刺激所致。作为已发现的乳腺纤维腺瘤，一经手术切除就已不复存在。患者术后应定期复查，发现肿瘤复发还应及时处理。为防止复发，也可配合药物治疗，中医中药在预防纤维腺瘤的复发方面存在一定的疗效。

●. 19.

什么是乳腺分叶状肿瘤

乳腺分叶状肿瘤又称乳腺叶状囊肉瘤，是由上皮成分和细胞间质成分构成的乳腺肿瘤。其组织学表现多样，临床过程无规律，生物学行为难以预测。

本病病因不明，一般认为与以下几种因素相关：①内分泌激素紊乱。有资料提示青春期、生育期及围绝经期为其 3 个发病高峰期。②年轻患者的发病与乳腺纤维腺瘤相关，可能起源于纤维腺瘤。③其他因素，如种族、地域、卫生习惯、生育哺乳等。

本病主要表现为无痛性乳房肿块，通常单侧发病，左右发病概率相等。病程一般较长，按病程进展可分为双期生长型和单期生长型，前者肿瘤发病先经历一个较长的稳定期，之后在短期内迅速发展，后者又可分为单期缓慢生长型和单期快速生长型。

在病理学上，本病可分为：良性、交界性和恶性。有10%的叶状肿瘤患者发生远处转移：良性不转移，4%的交界性和22%的恶性叶状肿瘤患者最终会出现远处转移。大多数远处转移发生时没有局部复发的证据，转移最常见的部位是肺、骨、心脏和腹腔内脏，且通常没有淋巴结转移，转移瘤组织学上通常仅有间质成分，少数有上皮成分或异源性肉瘤成分，在原发肿瘤不常见的异源性肉瘤成分，如脂肪肉瘤、软骨肉瘤、骨肉瘤及平滑肌肉瘤在转移瘤可出现。转移出现的危险性似乎与首次手术切除的范围无关，而与肿瘤的生物学特性有关。转移性的叶状肿瘤预后差，没有能长期生存的报道，大多数5年内死亡。

20.

如何治疗乳腺分叶状肿瘤

大多数乳腺分叶状肿瘤比纤维腺瘤长得快，因此，对于在一段时间内生长迅速、组织学和临床上可能良性的乳腺肿块，应考虑到叶状肿瘤。目前针对乳腺分叶状肿瘤，手术治疗仍为首选方法。

20.1　手术治疗

手术切除为首选治疗，切除的范围取决于其组织学类型，并根据肿瘤大小及其占乳腺比例，采取广泛局部切除术或全乳房切除术。若单纯的肿物摘除术，不考虑组织学类型，可导致较高的局部复发率。因此，如能术前能明确诊断，离肿瘤边缘至少1厘米的扩大切除是必需的，尤其是对交界性和恶性叶状肿瘤。良性叶状肿瘤局部切除后一般被诊断成纤维腺瘤，因长期随访，即使这样，局部复发和5年生存率分别为4%和96%。已经局部切除或组织学上累及切缘的良性叶状肿瘤 应该进一步手术还是随访观察是有争议的。局部切除后诊断为交界性和恶性的叶状肿瘤应考虑再次切除。即使是恶性叶状肿瘤，若能保住足够的切缘，也不主张切除乳腺。该肿瘤在青春期，无论其组织学类型如何，一般呈良性经过，应该保留乳腺。总之：①对所有快速生长的良性乳腺病变应进行组织学评估；②不论扩大切除还是乳腺单纯切除均应保证切缘阴性；③乳腺单纯切除对恶性叶状肿瘤没有生存的优势。由于恶性叶状肿瘤经血道播散，淋巴结转移率大约10%，所以不主张常规淋巴结清扫。

20.2　放疗和化疗

作用不确定，但对少数发生全身转移或胸壁浸润者仍有一定的价值。

20.3　内分泌治疗

对 ER、PR 阳性者可采用内分泌治疗，但疗效仍存在争议。

三、乳腺癌

● 21.

什么是乳腺癌

　　乳腺癌是发生在乳腺腺上皮组织的恶性肿瘤，是机体在各种致瘤因素的影响下对乳腺腺上皮细胞的生长失去调控作用，从而导致乳腺腺上皮细胞异常增生与分化而形成的新生物。新生物一旦形成，不因病因消除而停止生长，它的生长不受正常机体生理调节，且生长速度快，并向周围浸润生长，还可通过血液循环系统或淋巴系统向远处转移，最终破坏正常组织与器官，导致脏器功能受损，最终造成患者死亡。

　　乳腺癌的表现不尽相同，乳房上有肿块是乳腺癌最常见的表现。乳腺癌的肿块大多质地硬，不伴有疼痛，也没有任何感觉。此外乳房轮廓及弧度的改变，如乳房增大或缩小、乳房畸形或不对称，乳房皮肤的改变，如出现"酒窝"样凹陷、乳房水肿皮肤变粗增厚呈现桔子皮样改变，乳头形状的改变，如乳头向内凹陷，乳头皮肤脱屑、皲裂、破溃或挤出血性液体等也是乳腺癌常见的表现。另外也有少数乳腺癌患者有轻微的疼痛感，多为钝痛、隐痛或刺痛。这种疼痛与乳腺增生大范围的疼痛不同，多局限在病变局部，程度也较轻。而当乳腺癌发展到晚期，癌瘤侵蚀皮肤便可发生破溃，或向远处转移，导致周围区域淋巴结肿大，或发生肺、肝、骨、脑等脏器转移，出现相应的症状。

22.

为什么乳腺癌的发病率越来越高

乳腺癌是目前女性最常见的恶性肿瘤。据 WHO 统计，全世界每年有 140 万妇女患乳腺癌，50 万妇女死于乳腺癌，并且其发病率以每年 2%～8% 的速度递增。北美和西方发达国家是乳腺癌的高发区。在欧美国家，每 8～10 个女性中就有 1 名可能发生乳腺癌。近年美国每年约有 20 万新发乳腺癌病例，约占其女性所有癌症的 32%，每年有 4 万名女性死于乳腺癌。亚洲地区乳腺癌发病率虽然不高，但增长速度很快，且发病年龄有年轻化趋势。中国是乳腺癌发病率增长速度最快的国家之一，2014 年中国肿瘤登记年报显示，我国每年新发乳腺癌病例约 21 万，并以每年 3%～4% 的速度递增，尤其是北京、上海等大城市，已成为城市中发病率增长速度最快的癌症，并位居女性恶性肿瘤首位。

乳腺癌发病率的增加与社会生活环境和生活方式的改变有很大关系；自然环境的污染，各种事故性或医源性辐射导致乳腺在放射线下暴露增加容易诱发乳腺癌；晚婚晚育或终身未孕、迟哺乳或不哺乳、反复人工流产等导致体内激素水平失调，是导致乳腺癌发病的危险因素；长期大量使用含有雌激素的保健品、化妆品，或长期使用雌激素替代产品或人工合成雌激素药物的女性，雌激素对乳腺局部刺激作用增加，会导致患乳腺癌的危险增高；经常吸烟、饮酒、熬夜，饮食不规律，也会增加患乳腺癌的风险。长期高脂肪、高糖、高热量饮食不良生活习惯导致体重增加肥胖者，因为脂肪堆积过多，雌激素的生成便增加，乳腺癌的发生率高于非肥胖者3.45 倍；此外，都市工作压力大，情绪不稳定，高度紧张、焦虑或抑郁不振的精神状态等不良情绪的长期刺激，可使机体节律发生紊乱，神经内分泌系统功能失调，进而导致内环境失衡，免疫力下降，也是乳腺癌发病率逐渐升高的原因。

●● 23.

哪些人容易得乳腺癌

乳腺癌的病因和发病机制非常复杂，至今尚未完全清楚，可能是遗传因素、生活方式、环境暴露三者相互作用的结果。除性别外年龄是乳腺癌发病的重要因素，据中国肿瘤登记年报显示：女性乳腺癌年龄别发病率 0 ~ 24 岁年龄段处较低水平，25 岁后逐渐上升，50 ~ 54 岁组达到高峰，55 岁以后逐渐下降。此外目前已明确的乳腺癌高危因素有：初潮年龄早（< 12 岁）；绝经时间晚（> 55 岁）；不育；初产年龄晚（> 35 岁）；未哺乳；乳腺癌家族史、BRCA-1 或 BRCA-2 等基因突变；乳腺腺体致密或患乳腺良性疾病如乳腺增生尤其是非典型增生性疾病、乳腺导管内乳头状瘤等；胸部接受过高剂量放射线的照射；长期激素替代治疗；口服避孕药；饮酒；高脂饮食；肥胖等。

●. 24.

乳腺癌是否会遗传

研究表明乳腺癌具有一定的遗传性。流行病学调查发现，5% ~ 10% 的乳腺癌是家族性的。如有一位近亲患乳腺癌，则患病的危险性增加 1.5 ~ 3 倍；如有两位近亲患乳腺癌，则患病率将增加 7 倍。发病的年龄越轻，亲属中患乳腺癌的危险越大。

乳腺癌怎样遗传？简单来说，子女的遗传物质一半来自于父亲，一半来自于母亲，如果父母任何一方在遗传物质上存在着缺陷，都有可能传给子女。现在已证实，遗传性的乳腺癌的发生与这些遗传物质上的缺陷是相关的，也就是说，存在遗传物质缺陷的人容易患乳腺癌，而且乳腺癌可以通过遗传缺陷的传递而传给下一代的。所以在乳腺癌高危人群中检测这些遗传缺陷有利于乳腺癌的早期诊断和早期预防。

分别于 1990 年和 1994 年发现的 BRCA1 和 BRCA2 基因是目前研究最多的两种直接与遗传性乳腺癌相关的基因。这两种基因是具有抑制恶性肿瘤发生的优良基因，又称为"抑癌基因"，在细胞的正常生长、损伤修复方面有重要作用。如果 BRCA1/2 基因的结构发生了某些改变，即所谓的"基因突变"时，则它所具有的抑制肿瘤发生的功能就会受影响，从而使乳腺癌发生的风险增高。已发现的 BRCA1/2 的突变有数百种之多，除了与遗传性乳腺癌有关还与遗传性卵巢癌有关。研究发现有 BRCA1 基因突变者，患乳腺癌和卵巢癌的风险分别是 50% ～ 85% 和 15% ～ 45%，有 BRCA2 基因突变者，患乳腺癌和卵巢癌的风险分别是 50% ～ 85% 和 10% ～ 20%，远高于无基因突变者。两种基因的突变属于"常染色体显性遗传"，即与性别无关的缺陷基因显性表达，有 50% 的可能遗传给子女。

近年来对遗传基因的研究目前已取得了很大进展，除

BRCA1/2 基因外，还有 TP53、PTEN 等多种基因突变与遗传性乳腺癌相关。更多的研究表明肿瘤是一种多原因、多阶段和多次突变所致的多因子疾病，不仅仅是某单一内在因素（如遗传基因缺陷等）或单一外在因素（如致癌环境等）单独引起，而是多种因素交替、交互作用的结果。

● 25.

一侧乳房曾患过乳腺癌，对侧乳房还会再生癌吗

由于乳房是成对的器官，两侧乳房同样受到内分泌及致癌因素的影响，同时由于一侧乳房患乳腺癌后，患者的易感性与免疫功能下降，因而对侧也可能发生乳腺癌，其概率为正常人的 5 ~ 7 倍，医学上称之为双侧乳腺癌。双侧乳腺癌可同时发生，占乳腺癌患者 0.2% ~ 2%；多数是先后发生，间隔时间 2 年以上。这种双侧乳房先后发生原发性乳腺癌的情况，称为非同时性双侧原发性乳腺癌。研究发现，单侧乳腺癌术后对侧乳腺发生癌的危险每年增加 0.5% ~ 1%，如此在随访 10 年后，其对侧患癌的危险为 5% ~ 10%，故临床对既往有一侧乳腺癌病史者，应定期检查对侧乳腺，重视对侧乳腺的可疑病变。

●● 26.

男性也会得乳腺癌吗

男性乳腺癌并不多见，发病率占乳腺癌病例数的 1%，占男性恶性肿瘤病例数的 0.1%，男性乳腺癌可发生于任何年龄段，中位发病年龄国外报道为 65 ~ 67 岁，国内为 50 ~ 60 岁。较女性乳腺癌高 10 岁。遗传因素是男性乳腺癌发生的重要原因。另外各种原因导致的雄性激素缺乏、雌性激素过多也是男性乳腺癌的危险因素。如雌激素摄入过多、肥胖、曾患肝脏疾病或睾丸疾病等。肝脏功能受损时，肝脏对雌激素灭活功能减低，导致体内雌激素相对过多，所以易患男性乳房发育症或者乳腺癌。此外如同其他癌症的诱发因素一样，放射性辐射也是乳腺癌发病的危险因素。当一个男性的胸部受到大剂量辐射时，如胸壁放疗等可能会诱发乳癌的发生。

男性乳腺癌常被忽视，临床上易被漏诊。男性乳腺癌的主要表现是乳晕下无痛性质地硬的肿块，肿块边界常不清楚，20% 患者伴有乳头内陷。由于男性乳房比女性要小得多，乳腺组织较薄弱，一旦发生乳腺肿瘤，很容易向外四周扩散，无需太长时间就能够蔓延到乳房的皮肤和肌肉组织，腋淋巴

二、乳腺癌

结转移率也较高。因此男性乳腺癌常在初次就诊时就较晚期的表现，与女性乳腺癌相比治疗效果和预后较差。

● 27.

乳腺癌与饮食有关吗

研究发现饮食与乳腺癌的发病有着明显关系。由于乳腺组织是雌激素的"靶"组织。因此任何增加雌激素摄入导致体内雌激素水平过高，雌激素与孕激素的平衡失调的食物，都会促使乳腺癌的发生。长期高脂肪、高糖、高热量饮食不良生活习惯导致体重增加肥胖者，因为脂肪堆积过多，雌激素的生成便增加；长期大量摄取脂肪，会产生大量类雌激素及前列腺素样物质；吃得精细纤维摄入少可使雌激素从粪便中的排泄量减少，血中雌激素含量增高。此外女性特别是绝经前妇女，如果过量饮酒或过多地进食咖啡、可可、巧克力等食物，乳腺癌发生的危险性也会大大地增加。因为酒精可刺激脑垂体前叶催乳素的分泌，而催乳素又与乳腺癌发生有关，咖啡、可可、巧克力这类食物中含有大量的咖啡因，黄嘌呤可促使乳腺增生，进而增加乳腺癌发病风险。

28.

乳腺癌可以预防吗

乳腺癌的预防分为三级预防。

一级预防：即病因预防，通过消除和减少可能导致乳腺癌的原因，从源头上预防乳腺癌的发生，降低乳腺癌的发病率。目前，虽然乳腺癌的病因尚不十分清楚，但通过流行病学研究已发现与乳腺癌发生有关或对乳腺癌发生有促进作用的多种因素，如二甲基苯蒽等致癌物质、胸部过量或经常接受 X 线等射线照射等因素可直接引起乳腺上皮细胞癌变；女性激素不平衡，雌激素过高或长期大量使用外源性雌激素，长期高脂肪饮食等是促进乳腺癌发生的因素。某些乳腺良性疾病如乳腺增生病和乳腺导管内乳头状瘤等，有上皮细胞不典型增生时可进一步发展以至癌变。因此针对这些致病因素建立良好的生活方式，作息规律调整好生活节奏，保持心情舒畅，坚持体育锻炼，养成良好的饮食习惯，不长期过量饮酒，尽量避免电视机、电脑、手机等电磁辐射，减少和避免接触致癌物质和过量放射线照射，及时纠正女性激素失衡状态，不乱用外源性雌激素，尽量在 30 岁之前生育头胎，尽量母乳喂养，积极治疗各种乳腺疾病等都对乳腺癌的发生有一定的预防作用。此外在乳腺癌高危人群中开展药物性预防，采用雌激素受体调节剂他莫昔芬等药物预防乳腺癌发生，采用预防性乳腺切除或卵巢切除手术预防家族遗传性乳腺癌的发生也取得了较好的效果。

二级预防：是指在乳腺癌发生的早期即能及时发现和治疗，预防因乳腺癌的进一步发展所引起的不良后果。防患于未然。因为乳腺癌的病因尚不完全清楚，完全的病因预防尚有困难，二级预防显得非常重要。目前早期乳腺癌的 5 年生存率已达到 90% 以上，多数患者经过正规治疗能够获得治愈，而不再复发。因此如果对乳腺癌能够作到早期发现、早期诊断、早期治疗，将大大提高乳腺癌的生存率，降低病死率。专家建议，所有女性应掌握乳腺自我检查方法，养成定期乳腺自查习惯，自 20 岁起每月进行一次乳房自我检查，40 岁以上每年 1 次乳腺 X 线摄片筛查，以尽早发现乳腺病变。

三级预防：是指对已经诊断和治疗的乳腺癌患者，减轻患者痛苦，提高生存质量和延长生存期等综合措施。

●● 29.

哪些情况需要做预防性乳房切除

预防性乳房切除术主要针对乳腺癌高危因素的患者，可为双侧或单侧。如果一侧乳房已经患有乳腺癌，肿瘤细胞可以通过淋巴管转移到对侧乳房，对侧乳房也患有乳腺癌的可能性很大，即在对一侧已诊断为乳腺癌的乳房切除的同时，对另一侧乳房行预防性切除术。此外对于具有 BRCA1 或 BRCA2 基因突变或小叶原位癌等乳腺癌高危因素的女性，其患乳腺癌的危险性高，预防性双侧乳腺切除术可以降低 90% ~ 95% 的乳腺癌发病风险。

30.
乳腺癌会转移吗

乳腺癌可以通过局部浸润、淋巴道及血路3条途径转移：

（1）局部扩展：乳腺癌细胞延导管蔓延，或沿筋膜间隙伸展，继而侵及皮肤及周围肌肉组织、肋骨、胸膜等。

（2）淋巴道转移：即肿瘤侵犯淋巴管后癌细胞进入淋巴管，随淋巴液的流动到淋巴结，并在适宜的条件下继续生长累及整个淋巴结，进而穿透淋巴结向结外蔓延，侵犯淋巴结周围组织或与其他淋巴结融合，并一路沿淋巴回流途径向下一站淋巴结扩散，制止进入静脉到血液循环。乳腺淋巴约 75% 流向腋窝，因此腋窝淋巴结也是最多和较早发生转移的部位。

（3）血道转移：乳腺癌细胞可直接侵犯血管进入小静

脉或经淋巴途径进入静脉，进而随血循环而至远处转移。乳腺癌血路转移最常见的部位是肺，约占 60%，其他依次是骨、肝、胸膜、脑、卵巢及肾上腺等。其中：骨转移以胸、腰椎及骨盆多见。

●● 31.
乳腺癌有几种类型

乳腺癌是一种高度异质性的肿瘤，近年来，随着人类基因组计划的完成及分子生物学技术的应用，以肿瘤形态学结合基因表达特征的分子分型概念已被学者们所认同。根据原癌基因 HER-2 检测结果及雌激素受体 ER 和孕激素受体 PR 免疫组织化学检测结果，将乳腺癌划分为 Luminal A 型、Luminal B 型、HER -2 过表达型、Basal-like 基底样型 4 种分子亚型，不同分子亚型乳腺癌的临床治疗反应和生存期不同：Luminal A 型 [ER（＋）、PR（＋）、Her-2（－）] 和 Luminal B 型 [ER（＋）、PR（＋）、Her-2（＋）] 预后较好，对内分泌治疗敏感。HER-2（＋）型 [ER（－）、PR（－）、HER2（＋）] 组织学分级差，预后差，内分泌治疗基本无效，化疗效果好，靶向治疗好。无病生存期和总生存期均短。Basal-like 型 [ER（－－）、PR（－－）、Her2（－－）]，相当于三阴性乳腺癌，组织学分化较差，预后极差，但对化疗敏感，约占总的 15%，好发于 40 岁以下女性，5 年生存率 < 15%。

●. 32.

乳腺癌是如何分期的

由于采用不同的标准、治疗依据及认识角度，乳腺癌有许多分类方法及预后判断标准。临床上最常用的是经典的 TNM 分期，即根据肿瘤大小（简称 T），淋巴结是否转移及转移数目（简称 N），及是否有远处器官转移（简称 M）三者综合分析 TNM 以决定乳癌的分期。TNM 分期是临床上较成熟的风险评估指标。具体分期如下：

（1）原发肿瘤（T）分期：T_x 原发肿瘤情况不详（已被切除）。T_0 原发肿瘤未扪及。T_{is} 原位癌（包括小叶原位癌及导管内癌）T_1 肿瘤最大径小于 2 厘米。T_2 肿瘤最大径 2～5 厘米。T_3 肿瘤最大径超过 5 厘米。T_4 肿瘤任何大小，直接侵犯胸壁和皮肤（包括炎性乳腺癌）。

（2）区域淋巴结（N）分期：N_0 区域淋巴结未扪及。N_x 区域淋巴结情况不详（以往已切除）。N_1 同侧腋淋巴结有肿大，可以活动。N_2 同侧腋淋巴结肿大，互相融合，或与其他组织粘连。N_3 同侧内乳淋巴结有转移、同侧锁骨下、上淋巴结转移。

三、乳腺癌

（3）远处转移（M）分期：M_x 有无远处转移不详。M_0 无远处转移。M_1 远处转移。

（4）根据不同的 TNM 可以组成临床不同分期：0 期：$T_{is}N_0M_0$；Ⅰ期：$T_1N_0M_0$；Ⅱ期：$T_{2\sim3}N_0M_0$ 及 $T_{1\sim2}N_1M_0$；Ⅲ期：$T_{0\sim2}N_2M_0$、$T_3N_{1\sim2}M_0$，T 任何 N_3M_0 及 T_4N 任何 M_0；Ⅳ期：T 任何 N 任何 M_1。

33.

为什么要进行基因检测和 BCI 检测

精准医疗是当前肿瘤治疗的大势所趋，通过基因组、蛋白质组等组学技术和医学前沿技术，对疾病进行精细分类及精确诊断，从而对疾病和特定患者进行个性化精准治疗是乳腺癌诊治的发展方向。乳腺癌遗传基因检测可以作为一种乳腺疾病的辅助诊断手段，风险基因检测能够评估乳腺癌的遗传风险度，及早了解乳腺癌的发病风险，规避诱发乳腺癌的危险因素，延缓或阻止乳腺癌的发生；乳腺癌基因检测可以预测是否能够从化疗获益、局部复发的风险和乳腺癌远处转移的概率。还可以提示个体对某些药物的敏感性、毒物的代谢能力等，指导合理用药，帮助医生和患者决定最佳治疗方案。通过乳腺癌基因检测，观察基因之间的相互作用来判断肿瘤的特性，从而预测乳腺癌复发的概率以及接受化疗的可能获益的概率，也就是说患者可以通过基因检测知道自己的乳腺癌是否会复发，复发的概率，确定乳腺癌患者是否需要术后的化疗，以及怎样避免过度化疗。从而为乳腺癌患者确定更有效的治疗方案，实现精细的个体化治疗。

乳腺癌复发指数（BCI）是一个基于7个肿瘤特异性基因表达水平的生物标志物，主要用来预测雌激素受体阳性、淋巴结阴性乳腺癌的远处复发风险。BCI评分包括2个部分，一个预后因子是2个基因HOXB13/IL17BR表达的比例，另一个决定因素是一个5个增殖相关基因的评分。BCI的强大之处在于它可以用来预测早期（＜5年）和晚期（≥5年）的远处复发，可以准确地区分在应用他莫昔芬或芳香酶抑制剂阿那曲唑治疗5年后的乳腺癌患者是否仍然处于风险中，从而使仍然处于风险中的患者接受长期治疗，而让那些低风险患者避免不必要的花费和治疗副作用。

● ● 34.

乳腺肿块的常见的诊断方法有哪些

常见的诊断方法有临床查体、影像学检查、穿刺活检。临床查体主要从形态、边界、质地、活动度、有无压痛、周围皮肤组织改变等方面入手。影像学检查包括超声检查、钼靶片检查、核磁共振检查。穿刺活检包括粗针穿刺活检、细针穿刺活检。

35.

什么是钼靶？有什么用途

乳腺钼靶，全称乳腺钼靶 X 线摄影检查，又称钼钯检查，是目前诊断乳腺疾病的首选和最简便、最可靠的无创性检测手段，痛苦相对较小，简便易行，且分辨率高，重复性好，留取的图像可供前后对比，不受年龄、体形的限制，目前已作为常规的检查。它的特点是可以检测出医生触摸不到的乳腺肿块，特别是对于大乳房和脂肪型乳房，其诊断性可高达 95%，也只有凭借软 X 线检查才能被早期发现和诊断，对乳腺癌的诊断敏感性为 82% ~ 89%，特异性为 87% ~ 94%。

36.

有人说做钼靶检查会有不舒服，是这样吗

钼靶检查一般不会疼的，如果疼痛往往也是疾病本身引

起。钼靶属于一种软 X 线，和透视差不多。只是检查时因为要照两个位置，所以要做适当挤压，不会有太多疼痛感觉。

37.

乳管镜检查对诊断及治疗有什么价值

以乳头溢液为首要症状就诊者占乳腺疾病的 3% ~ 14%，发生率仅次于乳腺肿块和乳房疼痛。乳头溢液有生理性和病理性两种。

妊娠和哺乳期的泌乳现象，口服避孕药或镇静剂引起的双侧乳头溢液，以及绝经前后妇女单侧或双侧少量乳头溢液属正常生理现象。

一侧或双侧来自一个或多个导管口的自然溢液，间断性持续数月甚至多年者，多是病理性乳头溢液。其病因除少数为全身性疾病，如血友病、紫癜病、内分泌失调以及局部创伤和炎症外，绝大多数胃大导管内乳头状瘤、乳腺囊性增生症、乳腺导管内癌和乳腺导管扩张症，占全部溢液的 80% 以上。血性乳头溢液常见于导管内乳头状瘤或乳腺癌。

乳管镜又称电子乳腺纤维内镜，目前已经取代乳管造影，成为乳头溢液病因诊断的首选手段。乳管镜操作方便、创伤小、直观。可以用于明确乳头溢液的病因；细化了手术适应证，减少不必要的手术，缩小了手术范围，准确切除病变。可对一些特殊类型的疾病进行探索性的治疗。借助于乳管镜，开展一些微创治疗及微创手术。

38.

穿刺活检有什么价值

与手术活检相比，穿刺针活检对正常组织的破坏少，无瘢痕，患者只需要局部麻醉，且费用也相对低廉。最重要的是穿刺活检可以使一部分乳腺良性病变的患者免去了不必要的手术。对于体检发现乳房肿块的患者，也可采用手术活检与手术治疗同时进行的方法。但这种方法不利于手术前制定详细的治疗方案，且延长了手术的时间。术前穿刺针活检若为恶性病变，不仅为进一步的治疗提供依据（包括手术和术前的辅助化疗），而且有利于医师和患者共同讨论手术治疗的方式，例如是否采取保留乳房的手术等。

传统的诊断流程因受手术切除及术中冰冻方法的影响，有许多不利因素。由于多数乳腺病灶最终被诊断为良性病变，术前穿刺活检可将病变完整切除，同时帮助明确诊断，可以避免切开活检从而减少住院时间，降低治疗费用，减少并发症，并增加美容效果。而针对恶性病变，术前活检可确定其分期，明确组织学诊断和生物学资料，有助于治疗方案的确定，减少手术时间，帮助确定手术类型及切口设计，降低保乳手术切缘阳性率，帮助进行前哨淋巴结活检和新辅助治疗方案的制定。此外，与手术活检相比，术前活检可减少再次手术的次数。

● 39.

乳腺核磁共振检查有什么优缺点

乳腺核磁共振有以下优点：

（1）敏感度高：MRI 是目前公认的对浸润性乳腺癌敏感性最高对一种影像学检查方法。

（2）特异度高：MRI 在乳腺癌诊断的对特异度高于传统的 X 线摄影及彩超。

（3）多平面成像及重建：乳腺 MRI 可进行多平面扫描或重建，可以更好地显示病灶的大小、形态、位置及浸润范围，为外科手术提供有价值的参考。

（4）MRI 的检查不需要压迫乳房，只需俯卧位，双侧乳房自然悬垂于乳腺线圈中央即可。

缺点也有以下方面：

（1）如体内安装起搏器、外科金属夹子等铁磁性物质；

患有幽闭恐惧症及造影剂过敏，不能俯卧位检查者都不适合做乳腺 MRI。

（2）MRI 对于乳腺癌分期的缺陷：由于磁共振的高灵敏度，有时可能造成假阳性。

（3）MRI 检查成本高，操作较复杂，不适合用于大范围的乳腺癌筛查。

40.

乳头出现了血性溢液，是不是得了乳腺癌

乳头溢液从肉眼观察分为6种，即乳液样黏稠液、水样液、胶性液、浆液和血性液，其中血性居多，约占50%以上，浆液性次之，其他性质者少点。

（1）血性液呈棕褐色或暗红色，主要见于导管内乳头状瘤、囊性乳腺增生症、乳腺导管扩装症及乳腺癌，临床上常见。

（2）浆液呈浅黄色，疾病种类与血性液两者相似。

（3）乳羊液其色泽和性状似脱脂乳汁，此种溢液为在非产褥期双乳持续性的自发性溢液者，常合并闭经。见于垂体前叶功能亢进综合症或口避孕药物后因丘脑受抑制，泌乳

素释放过多所致。

（4）黏稠液溢液呈黏稠状，多见于与更年期或青年妇女性腺功能低下者。若乳腺伴有灼热、肿胀、瘙痒者，可能为乳腺导管扩张症。

（5）水样液溢液呈稀薄如水状，亦可见于导管内乳头状瘤、囊性乳腺增生症以及乳腺癌等疾病。

（6）脓性液 溢液呈黄色黏稠样液，见于急性乳腺炎、乳腺脓肿等。

乳头血性溢液可见于以下几种情况：乳管内乳头状瘤，特别是位于乳房中心部位的、较大导管内的乳头状瘤，如果其增长速度较快，导管分枝较多且质地较脆者，常容易发生出血；如血性溢液发生于绝经后，则75%是乳腺癌。少数乳腺增生病、乳腺导管扩张综合征及乳房部的炎症亦可引起血性溢液。因此，不要将所有的血性溢液都视为癌症，需经过全面的检查之后，方可作出最后诊断。乳导管造影、溢液涂片细胞学检查可为诊断提供必要的诊断依据。

41.

乳腺超声提示乳腺囊肿，问题大不大

乳腺囊肿是一种主要由激素所引起的良性乳腺肿瘤疾

病，是女性朋友比较常见的一种乳腺疾病。不必要过度的焦虑和紧张，到正规的乳腺专科医院进行检查治疗，一般不会有什么问题。常见的乳腺囊肿有单纯囊肿、积乳囊肿等。单纯囊肿在乳腺囊肿中最为多见。主要是由于内分泌紊乱引起导管上皮增生，管内细胞增多，致使导管延伸、迂曲、折叠，折叠处管壁因缺血而发生坏死，形成囊肿。单纯囊肿的 X 线表现为圆形或椭圆形致密阴影，边缘整齐，密度均匀。因囊肿挤压周围的脂肪组织而在囊肿壁周围常出现"透亮晕"；囊肿的密度与乳腺腺体相似或稍致密。单发囊肿常为圆形；多发囊肿常为椭圆形，以两侧者多见。积乳囊肿又称乳汁潴留样囊肿，较单纯囊肿少见，主要是由于泌乳期某一导管阻塞，引起乳汁瘀积而形成囊肿。

●● 42.

超声提示乳腺内有脂肪瘤，要不要赶紧动手术

乳腺超声提示乳腺内有脂肪瘤，可以至正规医院乳腺专科进行复查，确认为乳腺内脂肪瘤，可以选择定期超声随访观察，或者择期手术。

●● 43.

什么叫免疫组化检查

免疫组化，书面上是应用免疫学基本原理抗原抗体反应，即抗原与抗体特异性结合的原理，通过化学反应使标记抗体的显色剂（荧光素、酶、金属离子、放射性核素）显色来确定组织细胞内抗原（多肽和蛋白质），对其进行定位、定性及定量的研究，称为免疫组织化学技术或免疫细胞化学技术。凡是组织细胞内具有抗原性的物质，如肽类、激素、神经递质、细胞因子、受体、表面抗原等等均可用免疫组织化学方法显示，因而目前在基础与临床科研中被广泛应用。最近几年，分子生物学研究异常活跃，但最终还要归到形态上来。用免疫组织化学方法对所研究的大分子进行定位，进而深入研究其功能。 通俗的讲就是乳腺肿瘤分类的特征，打个比方乳腺癌是个瓜，免疫组化就是区分它们是西瓜还是南瓜还是香瓜的特征。有些朋友会提出为什么不同的医院可能做出不一样的结果，因为免疫组化的检测和试剂，操作过程，经验都有关系。同时同一个肿瘤不同地方的品种可能也会发生变化，可能就像不同瓜种杂交一样吧。

44.

一定要免疫组化检查才能制定治疗方案吗

乳腺癌患者免疫组化指标检测对于患者的诊断、分型以及术后的综合治疗有着重要的意义。因为区分出这个类型才能做到我们现在所追求的精准治疗或者个体化治疗。下面就简单介绍临床上常提到的免疫组化标记及意义。

44.1　激素受体（ER）和孕激素受体（PR）

我们常说的要不要吃 5 年的药主要是根据这个结果。正常乳腺上皮细胞内存在 ER、PR。当细胞发生癌变时，ER 和 PR 出现部分和全部缺失。如果细胞仍保留 ER 和（或）PR，则该乳腺癌细胞的生长和增殖仍然受内分泌的调控，称为激素依赖性乳腺癌；如果 ER 和（或）PR 缺失，则该乳腺癌细胞的生长和增殖不再受内分泌的调控，称为非激素依赖性乳腺癌。临床上可以通过对雌激素受体（ER）和孕激素受体（PR）的检测，得出肿瘤细胞内激素受体含量的水平，从而提示乳腺癌的预后信息和指导内分泌治疗。

44.2　人类表皮生长因子受体 2（CerbB-2）

CerbB-2 癌基因是乳腺组织细胞中较常见而易激活的原

癌基因。赫赛汀是一种针对乳腺癌 HER2 靶点的靶向治疗药物，在早期和晚期（转移性）乳腺癌的治疗中均显示出疗效。研究显示,在 HER2 阳性乳腺癌妇女中,赫赛汀作为单药治疗、联用标准化疗或在标准化疗后使用，均可提高反应率、无病生存期和总生存期。当然价格也比较贵。

44.3　Ki–67 和 P53 等

Ki–67 为细胞增值的一种标记许多肿瘤分化程度、浸润、转移、预后密切相关。Ki–67 高表达提示肿瘤增殖速度快，疾病进展迅速，易复发及预后较差。 P53 在免疫组化中均为突变型，阳性率越高，预后越差。对医生而言这些对制定化疗方案有参考意义。

●● 45.

骨扫描阳性是否一定就是肿瘤

骨扫描是一种全身性骨骼的核医学影像检查，它与局部骨骼的 X 线影象检查不同之处是检查前先要注射放射性药物（骨显像剂），等骨骼充分吸收，一般需 2 ~ 3 小时后再用探测放射性的显像仪器（如 γ 照相机、ECT）探测全身骨骼放射性分布情况，若某处骨骼对放射性的吸收异常增加或减退，即有放射性异常浓聚或稀疏现象，而骨扫描中骨放射性吸收异常正是骨代谢异常的反映。因此，骨扫描比X线检查发现的病灶要早，可早达3～6个月。

骨显像常用于下列情况：

（1）原发性骨肿瘤及骨肿瘤的软组织和肺转移的早期诊断。

（2）检查原因不明的骨痛。

（3）选择骨骼病理组织学检查部位。

（4）制定放疗计划。

（5）对可疑肿瘤患者进行筛选。

（6）骨骼炎性病变的诊断及随访。

（7）应力性骨折、缺血性骨坏死等骨关节创伤的鉴别诊断。

（8）Paget病的定位诊断及治疗后的随访。

骨扫描可早期发现骨转移性肿瘤，因此对不明性质肿块的患者来说，发现有骨转移性肿瘤存在，意味着所患肿块为恶性，即已向骨骼转移。经过治疗的癌症患者可以通过有规律的重复骨扫描（每次间隔3个月至1年）观察有无骨转移及骨转移程度的变化，以监测治疗的疗效和有无肿瘤复发。骨扫描能判断疼痛是关节炎，还是关节旁骨路病变所致，是骨关节病变还是内脏、神经性疼痛，能诊断各种代谢性骨、关节病变，在肢体软组织炎症中早期诊断骨髓炎，能发现一些特殊部位如跖骨、肋骨等的细微骨折，观察移植骨的血液供应和存活情况，评价上述各种骨关节良、恶性病变治疗的效果。因此，骨扫描在国外癌症患者中是常规检查项目，也是国内大型综合性医院中核医学科最主要的检查项目。CT属于放射的，ECT是核医学的。放射是从解剖结构来看病变，而核医学是从功能上看病变。如果能做SPECT/CT最好，在做ECT的时候，工作人员如果发现你有可疑病灶，会加做CT，这样ECT和CT一起做，位置不变，然后通过融合处理，就更能看清楚你的病灶了。而且这样花的钱比分别作CT和ECT加起来的钱少。但是陈旧性骨折或骨部其他疾病也可以有此表现，所以不是所有骨扫描阳性一定是转移。

● 46.

早期乳腺癌是否能用 PET-CT 检查

PET-CT将PET与CT完美融为一体，由PET提供病灶详尽的功能与代谢等分子信息，而CT提供病灶的精确解剖定位，一次显像可获得全身各方位的断层图像，具有灵敏、准确、特异及定位精确等特点，达到早期发现病灶和诊断疾病的目的。PET-CT能早期诊断肿瘤等疾病。由于肿瘤细胞代谢活跃，摄取显像剂能力为正常细胞的 2 ~ 10 倍，形成图像上明显的"光点"，因此在肿瘤早期尚未产生解剖结构变化前，即能发现隐匿的微小病灶（大于 5 厘米）。但由于过于灵敏假阳性的可能性也较大。进行全身快速检查。缩短全身各项检查的时间和繁琐，筛查到病灶进一步检查和治疗提供时间。事实上对于 PET-CT 所用造影剂的辐射量，全身扫描有效剂量产生的辐射约为 10.5 毫希沃特，只是《辐射防护规定》中一次应急照射限值 100 毫希沃特的十分之一，简单说还是安全的，但是辐射还是有的，同时检查费用高未进入医保，检查要考虑其性价比。

早期乳腺癌大筛查用 PET-CT 检查不太适合，对身体有轻微损伤。其次费用太高，用于筛查疾病在目前中国不适合。对于高危人群在高危年龄，经济允许可以考虑。

● 47.

活检是否会引起肿瘤扩散

活检肿瘤完全切除这种机会微乎其微。术后化疗及自身免疫系统都会清除它们。要进行治疗活检是必须的，所以这个风险患者必须要承担。

48.

乳腺癌影像学检查 BI-RADS 分类有何临床意义

BI-RADS，即乳腺影像报告和数据系统，是 1992 年由美国放射学会（ACR）提出并推荐采用的"乳腺影像报告和数据系统"，其后经 3 次修订，至 2003 年不仅被应用于指导乳腺 X 线诊断（第 4 版），也被扩展应用于乳腺超声和 MRI 诊断。目的是对乳腺作为一个整体器官的所有影像学正常与异常情况的诊断报告进行规范，使用统一的专业术语、标准的诊断归类及检查程序。每种检查都用不同的详细分级标准，但一般的 BI-RADS 分期包括 0 ~ 6 级。

0 级：指采不能全面评价病变，需要进一步其他影像学检查诊断。

1 级：乳腺影像检查显示乳腺结构清楚而没有病变显示，可以有把握判断为未见异常或正常。在我国通常诊断的所谓的乳腺囊性增生症、小叶增生、腺病（统称为纤维囊性改变或结构不良），乳内淋巴结、腋前份淋巴结显示低密度的淋巴结或者中央低密度均视为正常淋巴结，根据 BI-RADS 的描述均归于此类。

2级：可以肯定的乳腺良性肿块（纤维脂肪腺瘤、脂肪瘤、单纯囊肿、积乳囊肿、积油囊肿）、肯定的良性钙化（如环状钙化、边界清楚的短条状钙化、粗的斑点状钙化、稀疏的大小较单一的圆点状钙化、新月形的沉积性钙化等）、多次复查检查图像变化不大的乳腺结节，年龄 < 40 岁的纤维腺瘤或首次超声检查年龄 < 25 岁的纤维腺瘤、手术后结构欠规则但多次复查图像无变化的、乳腺假体均属此类。建议每年一次的随访观察。

3级：几乎为肯定良性，必须强调的是，此类并非是不确定的类型，但是对于乳腺 X 线摄影来说，它的恶性几率小于 2%（亦即几乎都是良性的）。

4级：用来表述需要介入处理但恶性度较低的病变，恶性的危险性 3% ~ 94%。

5级：用来表述几乎肯定是乳腺癌的病变。具有 95% 的恶性可能性。

6级：是新增加的分级类型，这一分级用在病理活检已证实为恶性但还未进行治疗的影像评价上。这些结果不能以一种检查下最终结论，还要结合临床最后结合活检。所以患者得到报告后还是要请教一下专业医生。

● 49.

乳腺癌的治疗方法有哪些？如何选择

乳腺癌有手术治疗、化疗、放疗、内分泌治疗、靶向治疗、免疫治疗等多种治疗手段。具体的治疗手段选择需要根据肿瘤的病理特征、免疫组化情况、是否存在远处转移等客观情况及患者个人意愿、宗教信仰、家庭经济情况等主观情况综合考虑。

● 50.

手术后做辅助治疗的根据是什么

乳腺癌是一种全身性的疾病。当乳腺癌发生之后就有少量的乳腺癌细胞随血液及淋巴液进入临近及远处器官。手术仅能去除原发灶的肿瘤组织，但对于已发生远处转移的肿瘤组织就鞭长莫及了。我们做辅助治疗的主要目的是消灭或控制远处转移的肿瘤组织。无论化疗、靶向治疗还是内分泌治疗的主要目的都是消灭或至少控制远处可能残存的肿瘤细胞，使之出现复发转移的可能性降至最低。

● 51.

乳腺癌的手术方式有哪几种

　　乳腺癌的手术区域包括了乳腺和腋窝淋巴结。根据乳腺切除范围分为乳腺全切除术和乳腺部分切除术。根据腋窝淋巴结切除范围分为前哨淋巴结活检术和腋窝淋巴结清扫术。乳腺手术和腋窝手术相互排列组合就构成了乳腺癌大部分的切除手术。当然，乳腺癌的手术治疗不仅仅只包含了切除手术。近年来乳腺的整形和重建手术作为乳腺癌的后期治疗也发展的十分迅速。

● 52.

什么是乳腺癌改良根治术

　　乳腺癌改良根治术又称乳腺癌仿根治术，简单来说就是全乳腺切除＋腋窝淋巴结清扫。其分为 Patey 手术（保留胸大肌、切除胸小肌）和 Auchincloss 手术（同时保留胸大肌、胸小肌）两种，也称改良根治术Ⅱ式和Ⅰ式。比较而言，改良根治术Ⅱ式手术暴露清晰，较Ⅰ式易于清扫高位的淋巴结，但增加了手术创伤，并有增加术后并发症的可能。故目前已很少应用。目前我们所说的改良根治术主要是指 Auchincloss 手术。改良根治术适应证较广泛，适用于临床Ⅰ、Ⅱ期及Ⅲ期浸润性乳腺癌。

● 53.

什么是保乳手术

顾名思义，保乳手术就是保留乳房手术。具体来说就是在充分切除肿瘤并保证手术切缘没有肿瘤残余的情况下，保留了大部分的乳腺组织，从而使手术治疗效果和乳房外形都得到保证的一种手术方式。只要满足了保留乳腺手术条件的患者，乳腺癌手术就不一定需要切除乳房。

● 54.

保乳手术后会不会留下隐患

保乳手术主要是针对具有保乳意愿且无保乳禁忌证的患者。主要包括临床Ⅰ期、Ⅱ期的早期乳腺癌患者（肿瘤大小属于 T1 和 T2 分期，尤其适合肿瘤最大直径不超过 3 cm，且乳房有适当体积，肿瘤与乳房体积比例适当，术后能够保持良好的乳房外形的早期乳腺癌患者）以及部分Ⅲ期患者（经术前化疗或术前内分泌治疗充分降期后也可以慎重考虑）。

保留乳房治疗和乳房切除治疗后均有一定的局部复发率，前者 5 年局部复发率为 2%~3%（含第二原发乳腺癌），后者约 1%，≤ 35 岁的患者有相对高的复发和再发乳腺癌的风险。不过接受保乳手术的患者一旦出现患侧乳房复发仍可接受补充全乳切除术，并仍可获得很好的疗效。

● 55.

保乳手术后为什么要做放疗

保乳手术后的全乳放疗可以将早期乳癌保乳手术的 10 年复发率降低至原来的 1/3，所以原则上所有保乳术后的患者都应该接受放疗。但对于 70 岁以上、病理Ⅰ期、ER 阳性、切缘阴性的患者，因其复发率相对较低且放疗后不良反应消退缓慢。可以考虑给予内分泌治疗而不做放疗。

56.

用前哨淋巴结活检来检测淋巴结有无转移可靠吗

循证医学的 I 级证据已经证实，乳腺癌前哨淋巴结活检是一项腋窝准确分期的微创活检技术。其可以准确评估腋窝淋巴结病理学状况，对于腋窝淋巴结阴性的患者，前哨淋巴结活检术可安全有效的替代腋窝淋巴结清扫术，显著降低并发症，改善生活质量。

任何一种诊断技术都会有假阴性和假阳性。不过根据中国乳腺癌前哨淋巴结临床应用专家共识，只有手术医师的前哨淋巴结活检技术达到了检出率大于95%，假阴性率低于10% 的标准后才可以应用于临床。所以不要过于担心假阳性和假阴性的问题。

57.

哪些情况需要做新辅助化疗

新辅助化疗是与手术后辅助化疗相对的一种化疗方法。新辅助化疗是指在手术或手术加放疗的局部治疗前，以全身化疗为乳腺癌的第一步治疗，后再行局部治疗。新辅助化疗可以使肿瘤降期以利于手术，或变不可手术为可手术，使不可保乳的患者变为可以保乳。若能达到病理完全缓解，则预示较好的远期效果。

从前局部晚期乳腺癌或炎性乳腺癌的患者治疗首选新辅助化疗，目前部分专家认为出于预后评估及化疗药物敏感性预测的考虑，早期乳腺癌患者的首选治疗也可以从新辅助化疗开始。

58.

新辅助化疗的效果如何？是否会延误病情

一般而言，新辅助化疗的有效率大于95%。不过仍有一小部分患者（<5%）在新辅助化疗的过程中可能出现进展，甚至丧失手术的机会。但无论如何，出现进展的患者所占比例还是比较小的。为了让上述情况的不良后果降至最低，一般接受新辅助化疗2个疗程后就需要评估新辅助化疗效果。如果新辅助化疗效果不佳，就需要及时调整化疗方案。

●. 59.

乳腺癌手术后是否会复发或转移

从理论上讲，所有乳腺癌患者术后都有可能出现复发或转移。具体评价单个患者复发可能性的方法目前还没有。不过基于人群的临床研究数据，根据肿瘤性质和淋巴结情况可以对复发情况进行分组（见表1）。根据不同的分组情况可以对复发风险做一个大致的评估。

表 1　乳腺癌术后复发风险的分组

危险度	判　别　要　点	
	转移淋巴	其　　他
低度	阴性	同时具备以下6条：标本中病灶大小（pT）≤2厘米；分级1级；瘤周脉管未见肿瘤侵犯：ER 和（或）PR 表达；HER-2/neu 基因没有过度表达或扩增：年龄≥35 岁
中度		以下6条至少具备1条：标本中病灶大小（pT）>2厘米；分级2～3级；有瘤周脉管肿瘤侵犯；ER 和 PR 缺失；HER-2 基因过度表达；扩增或年龄<35 岁
	1～4枚阳性	未见 HER-2 基因过度表达和扩增且 ER 和（或）PR 表
高度		HER-2 基因过度表达或扩增或 ER 和 PR 缺失
	≥枚阳性	

●. 60.

术后放置两根引流管的目的是什么

无论是改良根治术还是保留乳房手术，术后一般都放置两根引流管。一根放在腋窝，一根放在胸壁区。主要目的是观察术区出血情况，同时将手术后的产生的组织液引流到体外，防止皮下积液的发生。另外给予一定的负压，使腋窝皮瓣能够跟胸壁妥善贴附。一般在连续 3 天，每天单根引流管引流量少于 30 毫升的情况下可以拔除引流管。

●. 61.

乳腺癌外科手术有哪些并发症

乳腺癌术后并发症主要有出血、感染、皮下积液等近期并发症以及皮瓣坏死、上肢水肿、局部复发和远处转移等远期并发症。

●● 62.

乳腺癌手术后如何锻炼上肢功能

乳腺癌术后上肢活动受限主要考虑与术后肩关节僵硬所导致的功能障碍有关。上肢功能锻炼对于恢复患者肩关节功能和消除水肿至关重要，但必须严格遵守循序渐进的顺序，不可随意提前，以免影响伤口的愈合。

（1）循序渐进锻炼方法：①术后1~2天，练习握拳、伸指、屈腕；②术后3~4天，前臂伸屈运动；③术后5~7天，患侧的手摸对侧肩、同侧耳（可用健肢托患肢）；④术后8~10天，练习肩关节抬高、伸直、屈曲至90°；⑤术后10天后，肩关节进行爬墙、太极拳及器械锻炼。

（2）功能锻炼的达标要求是：2周内患侧上臂能伸直、抬高绕过头顶摸到对侧的耳。达标后仍需继续进行功能锻炼。术后7天内限制肩关节外展。严重皮瓣坏死者，术后2周内避免大幅度运动。皮下积液或术后1周引流液超过50毫升时应减少练习次数及肩关节活动幅度（限制外展）。植皮及行背阔肌皮瓣乳房重建术后要推迟肩关节运动。

63.

手术后为什么要做化疗或内分泌治疗？如何选择

如前所述，从理论上讲，所有乳腺癌患者术后都有可能出现复发或转移。为了降低肿瘤复发率，提高总生存率，我们一般选择化疗或内分泌治疗作为手术后的辅助治疗。目前乳腺癌患者根据免疫组化结果的不同可以分为"Luminal A" "Luminal B" "Her-2 阳性"和"三阴性"4 种分子亚型。"Her-2 阳性"和"三阴性"两类分子亚型的患者都需要化疗。而"Luminal B"亚型的大部分患者及"Luminal A"亚型小部分患者需要化疗。"Luminal A"亚型、"Luminal B"亚型的患者都需要做内分泌治疗，其中大部分"Luminal A"亚型患者仅需内分泌治疗。

64.

治疗乳腺癌常用的化疗药物有哪些

近十年来，新的化疗药物和化疗方案的出现，使得乳腺癌的治疗效果得到了很大的提高。目前治疗乳腺癌的常用化疗药物有：蒽环类药物如表柔比星、多柔比星、多柔比星脂质体，紫衫类药物如紫杉醇、多西他赛，抗代谢类药物如卡培他滨、吉西他滨，及其他微管抑制药物如长春瑞滨，及其他药物如环磷酰胺、顺铂、5-氟尿嘧啶等。

65.

化疗有什么常见的不良反应

部分化疗患者可能出现以下不良反应：恶心、呕吐、白细胞减少、血小板减少、脱发、便秘、腹泻、乏力等，其中以白细胞减少造成的后果最为严重。如果上次化疗出现过不良反应，下一次化疗前可以适当使用一些针对性的药物预防。如果发生了不良反应，一般对症处理即可。但是如果发生了严重的不良反应，就需要及时去医院就诊处理。

66.

在什么情况下需要内分泌治疗

乳腺癌的内分泌治疗是通过药物或内分泌腺体的切除调整乳腺癌患者体内的雌激素水平，抑制癌细胞的分裂，使肿瘤的发展减慢的治疗方式。由于乳腺癌是一种激素依赖性肿瘤，癌细胞的生长受体内多种激素的调控。其中，雌激素在大部分乳腺癌的发生发展中起着至关重要的作用，而内分泌治疗则是通过降低体内雌激素水平或抑制雌激素的作用，达到抑制肿瘤细胞的生长。临床是通过检测病人乳腺癌细胞的雌激素受体（ER）和孕激素受体（PR），如两者皆阳性或任一为阳性，目前认为，不论年龄、月经状况，术后都应该接受内分泌治疗。

67.

不同年龄段的患者所选择的内分泌治疗药物是否相同

绝经前还是绝经后患者所使用的内分泌治疗药物往往不尽相同。所以选择药物之前首先需要确定自己是绝经前还是绝经后。

68.

怎样来判断自己是否真正的绝经

绝经一般是指月经永久性终止，也用于描述乳腺癌治疗过程中卵巢合成的雌激素持续性减少。关于绝经有几条明确的定义：

（1）双侧卵巢切除术后。

（2）年龄≥60岁。

（3）年龄＜60岁，停经≥12个月，没有接受化疗、他莫昔芬、托瑞米芬或抑制卵巢功能治疗，且FSH及雌二醇水平在绝经后的范围内。

（4）年龄＜60岁，正在服用他莫昔芬或托瑞米芬，FSH及雌二醇水平应在绝经后范围内。

（5）正在接受LH-RH激动剂或拮抗剂治疗的患者无法判定是否绝经。

（6）正在接受辅助化疗的绝经前妇女，停经不能作为判断绝经的依据。

（7）因为尽管患者化疗后停止排卵或出现停经，但卵巢功能仍可能正常或有恢复可能。对于化疗引起停经的妇女，如果考虑以芳香化酶抑制剂作为内分泌治疗，则需要进行卵巢切除或连续多次检测FSH和/或雌二醇水平以确保患者处于绝经后状态。

●● 69.

乳腺癌内分泌治疗的药物如何选择

69.1　绝经前辅助内分泌治疗选择

（1）他莫昔芬或法乐通，10 年。

（2）他莫昔芬或法乐通，治疗 2 ~ 3 年，如进入绝经后可以改用芳香化酶抑制剂（包括来曲唑、阿那曲唑、依西美坦）治疗，共 5 年，如他莫昔芬治疗 5 年才进入绝经后，改用来曲唑、阿那曲唑或依西美坦后续强化治疗 2 ~ 5 年。

（3）有高危复发因素的年轻患者（如肿瘤分化差，有淋巴结转移，脉管瘤栓等）可以考虑卵巢功能抑制（腹腔镜双侧卵巢切除或使用戈舍瑞林，皮下注射，每 28 天一次）后，选择他莫昔芬（TAM）或芳香化酶抑制剂（包括来曲唑、阿那曲唑、依西美坦）治疗。

（4）对部分不适合他莫昔芬治疗者，可以考虑在有效的卵巢功能抑制后选择芳香化酶抑制剂治疗。

69.2　绝经后辅助内分泌治疗选择

（1）首选芳香化酶抑制剂（包括来曲唑、阿那曲唑、依西美坦）治疗 5 年。

（2）先用芳香化酶抑制剂（包括来曲唑、阿那曲唑、依西美坦）治疗 2～3 年，再改用他莫昔芬治疗 2～3 年。

（3）如经济状况不允许，或不能耐受芳香化酶抑制剂的副作用，也可以直接服用他莫昔芬治疗 10 年。

（4）现在正在服用他莫昔芬治疗的患者，随时可以改服芳香化酶抑制剂。

70.

乳腺癌内分泌治疗有哪些副作用

不同的内分泌治疗方法会有不同的副作用，但一般而言，内分泌治疗的副作用比化疗和放疗要少的多，也轻的多。

乳腺癌内分泌治疗可以封闭雌激素，因此它会造成类似于绝经期的一些症状，例如：潮热、月经周期改变、阴道干燥等。另外，内分泌治疗还可以影响骨质的钙代谢，肝脏的脂肪代谢等。

他莫昔芬可能会造成：①潮热；②阴道干燥；③月经周期改变；④恶心；⑤白内障；⑥子宫内膜增厚并子宫内膜癌的发生率升高；⑦血栓。

芳香化酶抑制剂可能造成：①潮热；②恶心；③便秘；

④腹泻；⑤胃痛；⑥头痛；⑦背痛；⑧肌肉和关节痛。

71.

他莫昔芬适用于哪些人群

原则上来说，他莫昔芬适用于几乎所有需要内分泌治疗的患者。

有研究显示服用他莫昔芬妇女发生子宫内膜癌的风险是剂量和时间依赖性。每日应用他莫昔芬 20 mg 的女性子宫内膜癌的发病率为 1.6/1 000 人年，而安慰剂组的发生率为 0.2/1 000 人年。与此同时服用他莫昔芬的乳腺癌患者与服用安慰剂组的乳腺癌患者相比 5 年的无病生存率提高了 38%，可见服用他莫昔芬的乳腺癌患者获得的生存改善远超过子宫内膜癌的发生风险。由此可见他莫昔芬的效用风险比还是很高的。连续服用他莫昔芬 10 年以上可以降低乳腺癌复发和死亡风险。

72.

芳香化酶抑制剂适用于哪些人群

第三代芳香化酶抑制剂可以向所有绝经后的 ER 和（或）

PR 阳性患者推荐适用，尤其是具备以下因素的患者：①高度复发风险患者（见前所述）；②对他莫昔芬有禁忌的患者；或使用他莫昔芬出现中、重度不良反应的患者；③使用他莫昔芬（20 mg/d）5 年后的高度复发风险患者。

芳香化酶抑制剂可导致骨密度下降或骨质疏松，骨关节疼痛就是骨密度下降造成的后果。所以在药物使用过程中，每 6 个月监测 1 次骨密度。并进行 T 评分（T–Score），T 评分为 < -2.5，为骨质疏松，开始使用双膦酸盐治疗；T 评分为 – 2.5 ~ – 1.0，为骨量减低，给予维生素 D 和钙片治疗，并考虑使用双膦酸盐；T 评分为 > – 1.0，为骨量正常，不推荐使用双膦酸盐。

三、乳腺癌

●. 73.

内分泌药物要用多长时间

目前已有的研究结果证实他莫昔芬使用 10 年的效果要优于使用 5 年。所以目前建议他莫昔芬的使用时间是 10 年，芳香化酶抑制剂的使用时间是 5 年。但从理论上来讲，在不增加不良反应的情况下，使用时间越长，效果可能会越好。当然这需要进一步的研究结果来证实。

●. **74.**

哪些乳腺癌患者需要做"靶向治疗"

不是所有乳腺癌患者都需要做"靶向治疗"，只有那些 HER-2 阳性的乳腺癌患者才需要"靶治疗向"。"靶向治疗"就是针对乳腺癌细胞某一个靶点进行治疗，而对人正常细胞是没有影响的，所以"靶向治疗"的副作用相比化疗是非常小的。"靶向治疗"与化疗是两种不同的治疗手段，作用机制不同，因此不能相互替代。HER-2 是指人类表皮生长因子受体 2（HER-2）基因，即 C-erbB-2 基因，在中国，每 10 名乳腺癌患者中就有 2 ~ 3 名为 HER-2 阳性乳腺癌患者。HER2 阳性意味着肿瘤细胞恶性程度更高、疾病进展速度更快、更易发生转移和复发、且预后不佳。对于 HER-2 阳性乳腺癌，每个癌细胞内 HER-2 基因高度表达，因此就会有太多 HER2 蛋白出现在这些癌细胞表面。称之为 HER2 蛋白过表达。HER-2 蛋白的过表达，就会刺激癌细胞疯狂增长，侵袭性增加，复发和转移相对较快，因此 HER-2 是一个独立的预后因子。"靶向治疗"目前的药物有注射用曲妥珠单抗，即赫赛汀，根据大量的试验研究结果，目前推荐肿瘤直径 >

1厘米或者腋窝淋巴结阳性的患者，建议使用赫赛汀一年，对于肿瘤直径小于1厘米的肿瘤，可结合其他一些高危因素，由医生来判断是否需要赫赛汀靶向治疗。在晚期 HER2 阳性的乳腺癌患者也可以使用赫赛汀治疗，结合化疗，可以提高疗效。还有拉帕替尼，是继赫赛汀后，第二个对 HER-2 阳性乳腺癌治疗有效的靶向药物，目前主要用于赫赛汀治疗失败的乳腺癌患者，而且能通过血－脑屏障，对脑转移患者又是一个新的选择。

●. 75.

哪些乳腺癌患者需要放疗

根据 NCCN 乳腺癌治疗指南以及中国版乳腺癌治疗指南，乳腺癌改良根治术后，病理检查腋窝淋巴结阳性个数 > 3个，那么需要做腋窝放疗。这样的腋窝放疗能够降低局部复发率。但近些年来，一些临床研究结果却表明根治术后有腋窝放疗没有好处，反而增加了上肢水肿发生的概率。因此，术后腋窝放疗对降低复发受益不大，也不增加生存率，还会导致同侧上肢水肿，皮肤感觉异常及上肢乏力等并发症增多，严重影响患者的生活质量，不推荐术后常规进行腋窝放疗，需根据患者手术情况，医生对病情的判断，作出一个合理的选择。

对于做保乳根治术后的患者，术后进行全乳的放疗，是减少乳腺局部复发的必要手段。Ⅰ、Ⅱ期乳腺癌在保乳手术和放射治疗的综合治疗后，五年局部复发率为 4.6% ~ 6.1%；五年生存率为 78.8% ~ 100%，美容效果满意和一般者达 92% 左右，与采用切除乳腺的改良根治术疗效基本相同；而保乳术未行术后放疗的患者随访 20 年，其复发率高达 39%（NSABPB-06 试验），说明保乳术后放疗的必要性，照射靶区与剂量：保乳术后需要照射的部位为患侧整个乳腺，照射方法采用 6MVX 射线，全乳腺照射剂量 5 000 cGy/（25 次·5 周），然后在手术瘢痕局部的原发肿瘤位置 12Mev 电子线照射 1 000 cGy/（5 次·1 周）。

● 76.

放疗有哪些不适症状

放疗是指放射性治疗，是指用粒子加速器通过放射源对人体的特定部位进行照射，例如伽马刀也是放疗的一种，不良反应是有患者身体决定的，常见的不适症状有：

（1）身体虚弱：由于肿瘤组织崩解后毒素被吸收，在照射数小时或1～2天后,患者可出现全身反应,表现为虚弱、乏力、头晕、头痛、厌食,个别有恶心、呕吐等,特别是大面积照射时,反应较重。

（2）皮肤反应：皮肤对射线的耐受量与所用放射源、照射面积和部位有关。钴－60治疗机和直线加速器产生的r射线和高能X线透力强,皮肤受量小,反应轻;X线治疗机产生的低能X线和感应加速器产生的电子束皮肤受量大、反应重。乳房照射后,可出现乳房皮肤发红、水肿等,严重时,可出现破溃、感染。

（3）放射性肺炎和肺纤维变：胸部照射后可发生放射性肺炎。轻者无症状,急性放射性肺炎伴有高热、胸痛、咳嗽、气急等。需立即吸氧,静滴氢化可的松和抗生素。上呼吸道感染是其诱因,,应注意保暖,预防感冒。放疗后期可出现进行性肺纤维变,表现为气短、干咳,需对症处理。有些轻度的放射性肺炎,只表现在影像上,并无临床症状。

（4）放射性脊髓炎：乳腺癌骨转移病灶如果进行大剂量放疗,脊髓受较大剂量照射后会出现脊髓损伤,多发生于放疗后数月至数年内,开始表现为渐进性、上行性感觉减退,行走或持重乏力,低头时如触电感,逐渐发展为四肢运动障碍,反射亢进、痉挛,以至瘫痪。

77.

在放疗期间应当注意些什么

77.1　调整心态

在放疗期间首先要注意调整心态，由于人们对放疗的了解不多，当患者出现一系列的反应后，就会担心害怕。殊不知，心态不稳，消极情绪增多，就会导致患者的免疫力下降，不利于病情的恢复，甚至加重病情增加治疗难度。

77.2　合理饮食

饮食尽量以清淡、易消化、易吸收为主，避免食用冷硬、辛辣、油腻、高脂肪、高热量的食物，以免增加胃肠道的负担，使恶性、呕吐、食欲不振、腹部不适等症状更甚，让患者无法承受这些不适，而放弃治疗，增加治疗难度。

77.3　调整生活习惯

首先，每次放疗前后都要禁止饮食、放疗后卧床半小时，以减轻放疗出现的反应。

其次，要减少外出，以防感冒后发生感染，危及生命安全。

再次，要注意保护皮肤，不要用肥皂、沐浴液擦洗照射的地方，也不要涂药油等东西在被照射的皮肤上。一定要注意保持皮肤清洁、干燥，着装宽松，避免导致皮肤不适加重。若是皮肤出现破损、瘙痒等现象时，一定要及时告知医护人员，并按医护人员的嘱咐用药。

最后，一定要注意多喝水。

78.

为什么乳腺癌术后患者需要随访

随着医学技术的进步，乳腺癌的治疗效果不断提高，带癌生存的患者数量越来越多，患者术后随访称为继乳腺癌诊断、治疗之后的最为关注的第三大焦点。术后随访有利于早期发现复发转移病灶，尽早进行干预治疗，提高疗效；有利于医生给予患者整体照护，加强医生与患者交流；有利于控制和管理乳腺癌术后并发症，提高患者生活质量。另外，完善的乳腺癌术后随访服务，有利于医师总结治疗经验和教训，还可以开展临床研究。因此，乳腺癌患者术后随访越来越受到重视。

●● 79.

乳腺癌术后多长时间随访一次

根据美国临床肿瘤协会（ASCO）推荐的乳腺癌患者初始治疗后随访计划，如表 2 。

表 2　乳腺癌患者初始治疗后的随访计划

	频　　率	证据水平
推荐项目		
病史和体格检查	每3个月1次,连续2～3年；之后，每6个月1次，连续2～3年；以后，每年1次	强
乳腺钼靶	每年1次	弱
乳腺自查	每月1次	强
不推荐项目（除非有病史和体征）		
血常规、胸片、骨扫描		弱
肿瘤标记物		强
CT 扫描		弱

当然，医师会根据患者手术的分期情况，结合该表格会给每个患者制订出相对合理的随访计划，因人而异，以提高随访效率。

●. 80.

乳腺癌术后上肢水肿如何预防

乳腺癌术后上肢水肿，随着外科手术的发展，特别是保乳手术率的增加，该并发症越来越少。但一旦出现上肢水肿，不引起重视，很容易逐渐加重。那么我们应该如何来对上肢水肿进行有效预防呢？下面就给大家介绍一下。

（1）不能忽视上肢或胸部轻微的水肿，如有加重，及时就诊。

（2）尽量避免患肢抽血和注射。

（3）避免患肢测量血压，如果双侧上肢淋巴水肿，可在下肢测量血压。

（4）保持患肢皮肤尤其是褶皱处和手指间隙清洁干燥，洗浴后擦润肤露。

（5）避免做增加患肢阻力的剧烈重复运动，如擦洗或推拉。

（6）不提过重的物体（5 kg），在健侧挎包。

（7）不戴过紧的项链和弹力手镯。

（8）淋浴或洗碗盘时，避免温度过高，避免桑拿或热浴，使用防晒产品。

（9）避免患肢损伤，如割伤、灼伤、运动伤、昆虫咬伤、抓伤等，修剪指甲时避免任何损伤。

（10）保持理想体重，进低盐、高蛋白、易消化的饮食，避免吸烟、饮酒。

（11）做家务或种花时可戴手套。

（12）避免患肢过度疲劳，当肢体感到疼痛时要休息，抬高肢体。

（13）建议进行一些运动，如散步、游泳、有氧健身，骑自行车、做健身操或瑜伽。

（14）淋巴水肿的患者乘飞机时戴弹力袖套，远距离飞行时还要加用弹力绷带，增加液体摄入。

（15）戴轻重量的假乳或合适的、没有钢托的乳罩。

（16）使用电动剃须刀除去腋毛。

（17）淋巴水肿患者日间要戴弹力袖套，4～6个月请医师检查一次，如果袖套过松，可能是上肢周径变小或袖套破旧造成。

（18）出现任何感染症状，如皮疹、瘙痒、发红、疼痛、皮温增高或发热时要及时报告，说明有可能出现感染。。

这些东西都能够帮助我们预防乳腺癌术后的上肢水肿。有时候，这些并发症后遗症之类的东西虽然不是很严重，但依然会对我们的生活造成一些不必要的麻烦，因此我们需要来将这些给了解清楚，最终才能够消除所有后遗症。

●●. 81.
乳腺癌患者能否生育

对于大多数年轻女性患者来说，罹患癌症会改变她们的家庭计划，化疗、放疗等一些治疗可能会导致不孕不育，会使她们非常沮丧。因此，在年轻乳腺癌患者治疗过程中，如果患者有生育意愿，必须注意保护卵巢功能。如果某些治疗效果一般，但是后续会导致不孕不育的危险比较高的话，一些患者会选择放弃这些治疗；对于那些想要生育但又需要接受会导致提早绝经的的系统性治疗的患者，保留生育功能的措施不可或缺。在此前提下，一般会建议患者 2 年后生育。但是有些患者又会有顾虑，怀孕会不会增加肿瘤复发的风险，答案是否定的，现在循证医学的资料表明，乳腺癌后怀孕并不增加复发的风险，可能甚至还有保护作用。按照医学术语说，治疗后生育并不影响乳腺癌患者的远期生存，甚至能够降低患者死亡的相对危险。尽管近来更多的证据说明乳腺癌后怀孕并不增加复发的风险。

82.

乳腺癌患者能否有性生活

有些患者有些顾虑：性生活会增加复发的机会，其实这样的说法是没有依据。实际上，在治疗期间及以后的任何时间都可以过性生活，只要觉得体力可以并且有需求的话，都可以过性生活，当然首先要克服心理这个关。因为适当的性生活是恢复病前生活质量的一个重要标志。

83.

中医药治疗对乳腺癌患者有什么意义

中医药在诊断和治疗乳腺癌中注重对患者全身脏器功能失调的调整，以提高机体的抗病能力为主要研究方向，没有明显的毒副作用。就调节机体免疫功能而言，中医有免疫调节、促进蛋白质合成、刺激骨髓造血、提高机体对肿瘤的抵抗力等作用，同时也有解毒、抗衰老作用，可不同程度地提高机体免疫力。

在进行放疗、化疗时，即使没有明显的毒副反应，也可与中药联合应用。但此时使用中药时，应避免使用气味厚重之品，应偏重应用性甘味和的药物进行调理，且用量不宜大。

原则上在手术前不宜使用中医外治法，以免皮肤损伤而影响手术。但如错过手术时机及肿块破溃时，则可应用外治法，如解毒、祛腐、生肌等，但要注意不要造成溃破面的大出血。

因此中医药治疗乳腺癌是西医治疗的一个重要补充，当然需要在医生的指导下正确认识中医，更不能把中医药"神化"，甚至"迷信化"。

●●84.

乳腺癌疼痛患者如何进行自我护理

乳腺癌常见骨转移，并有骨痛症状，首先要了解疼痛规律、疼痛性质、疼痛级别、疼痛时的情绪变化及疼痛对睡眠、生活质量的影响程度。其后通过药物治疗、非药物治疗缓解患者的疼痛。非药物护理如转移止痛法（音乐疗法）、放松止痛法（按摩）、物理止痛法（局部用薄荷油、樟脑酊、冰片等涂擦以缓解局部疼痛）。此外、指导患者屈髋、屈膝、伸肘、平卧、侧卧等放松躯体肌肉，使患者在寂静的环境里闭目进行深而慢的吸气和呼气放松等方法，也可一定程度上缓解患者的紧张性疼痛。

避免剧烈运动，不能提、抬、举重物，外出检查或放疗应用轮椅护送，不能长时间站立或固定某一个姿势，穿防滑耐磨的平底鞋，特别注意不能碰撞疼痛部位。

如果出现剧烈疼痛必须马上到医院治疗，以排除病理性骨折。

●. 85.

乳腺癌术后的饮食如何调理

平衡膳食和保持正常体重是乳腺癌患者最好的调养，除了在治疗期间或因病情变化需要注意按医嘱忌食外，一般在饮食上并无特殊要求。平衡膳食是指在日前饮食中遵循少食、多餐、定时、定量、品种多样的原则，有计划地摄入足够的热量和营养。从人体体内整体微环境来讲，常吃弱碱性食物来防止酸性废物的累积，因为酸化的体液环境是正常细胞癌变的肥沃土壤，调整体液酸碱平衡是预防癌症的有效途径。

许多人会问乳腺癌患者有忌口吗？所谓"忌口"，实际上是疾病、药物和食物三方面相互影响的问题。中医上更加强调忌口主要是出于对病情本身的需要以及用药的需要，但从西医角度讲，只要健康饮食即可。

首先，应该忌食含可能致癌或促进乳腺癌的食物，忌食含有雌激素、生长激素的食物，例如蜂皇浆、哈士膜、胎盘制剂等，食物应尽量保持新鲜不吃盐腌制及烟熏火烤的食物，特别是烤糊焦化了的食物。此外还要减少食用高脂肪饮食，因为高脂饮食后脂肪酸经芳香化酶可转化为雌激素。

其次，乳腺癌患者应少食或忌食生葱蒜、母猪肉以及辛温、煎炒、油腻、荤腥厚味、陈腐、发霉等助火生痰有碍的食物，可以吃些蔬菜、水果、薯类、鸡蛋和酸奶、饮酒应限量。

再次，营养学家也在长期的研究中发现，乳腺癌的发生除受到自身许多因素的影响外，与饮食也有很大的关系，通过合理的饮食搭配，多食用一些具有天然抗癌功能的食物，是可以预防并降低乳腺癌发生概率的。例如海带、海藻、紫菜、牡蛎、洋葱、猴头菇、芦笋、卷心菜、大白菜、甘蓝等食物。饮食中包括富含维生素 A、维生素 C 及微量元素的食物：蛋类、莴笋、红薯、胡萝卜、青椒、芹菜、芥菜、四季豆、番茄、香蕉、苹果、山楂、鲜猕猴桃以及以谷物为主的主食，并要注意粗细搭配。

86.

什么是乳腺癌的遗传易感性（BRCA1/2）

乳腺癌发病机制复杂，是多基因改变、多步骤演进的过程。部分乳腺癌表现出家族性、遗传性特征，据统计家族性乳腺癌占 20% ~ 25%。目前已鉴定出众多乳腺癌遗传易感基因，包括 BRCA1，BRCA2，PALB2，ATM，BRIP1，NBS1，PTEN，RAD50，RAD51C，TP53 等。其中 BRCA1 和 BCRA2 基因是最早发现、研究最多的乳腺癌遗传易感基因，10% ~ 30% 家族性和约 50% 遗传性乳腺癌患者携带 BCRA1/2 突变。BRCA1 突变携带者，其患乳腺癌和卵巢癌的合并风险在 60 岁前约为 60%（±7%），在 80 岁前约为 83%（±7%）。美国国家癌症研究院（NCI）推荐怀疑遗传性乳腺癌高风险人群进行 BRCA1、BRCA2 检测，检测阳性者认为其患乳腺癌风险较高。

对于携带 BRCA1/2 基因突变的女性，应比一般人群更早开始乳腺癌的体检筛查，其筛查手段、设备、频率均与未携带突变女性不同。携带 BRCA1/2 基因突变的女性也可进行口服内分泌药物（如三苯氧胺等）预防（具体需根据检测结果咨询医生）。有此类突变的已患乳腺癌患者，其化疗方案可以采用铂类化疗以及 PARP（一种 DNA 修复酶）抑制剂进行针对性治疗，也可采取预防性手术降低对侧患癌风险，如乳腺切除术、输卵管卵巢切除术等。通过对携带 BRCA1/2 基因突变的携带者或患者进行监测和干预，可以使患者的疗效最大化。

因此，随着乳腺癌研究的深入和一些预防措施的出现，越来越多的高危人群被推荐进行遗传检测，评价患癌风险，及早采取预防措施。

符合以下条件的乳腺癌患者或家族中有此类患者的健康人（强烈推荐检测）：

（1）乳腺癌发病年龄小于35岁。

（2）乳腺癌发病年龄小于50岁，并且家族中有1名或以上有血缘关系的亲属为其他肿瘤患者（限卵巢上皮癌、输卵管癌和原发性腹膜癌）。

（3）乳腺癌发病年龄小于50岁，且患2个原发性乳腺癌。

（4）乳腺癌发病年龄小于50岁，且有一名具血缘关系的亲属也为发病年龄小于50岁的乳腺癌患者。

（5）乳腺癌发病年龄不限，并且合并有其他肿瘤（限卵巢上皮癌、输卵管癌和原发性腹膜癌）的既往史。

（6）乳腺癌发病年龄不限，且家族中有2名或以上具血缘关系的亲属为乳腺癌或其他肿瘤（限卵巢上皮癌、输卵管癌和原发性腹膜癌）患者。

（7）乳腺癌发病年龄不限，且有具血缘关系的男性亲属为乳腺癌患者。

（8）患者本人为男性乳腺癌患者。

广义的遗传性乳腺癌高危人群（推荐检测）：

（1）三阴性乳腺癌患者。

（2）发病年龄小于45岁，大于35岁的乳腺癌患者（EBC）。

（3）家族中成员或患者本人同时发生乳腺癌和卵巢癌（HBOC）。

（4）家族成员中有患其他恶性肿瘤者。

87.

做循环肿瘤细胞检测有什么好处

循环肿瘤细胞（CTC）的概念是在1869年由Ashworth首次提出的，是指从肿瘤实体瘤中脱落出来进入到外周血液循环中的肿瘤细胞，其绝大多数在短期内死亡，只有少数具有高度生存力和侵袭性的肿瘤细胞才能生存下来，并随血液循环播散到远处组织和器官，在靶组织和器官中聚集繁殖形成新的肿瘤，导致肿瘤转移。检测CTC具有早期、高效及微创的特点。CTC检测目前一般需抽取5-10毫升血液，可以监测CTC类型和数量的变化，实时监测肿瘤动态、评估治疗效果，实现实时个体治疗。目前，乳腺癌的内分泌和生物治疗方案选择主要依靠肿瘤组织的ER、PR和Her-2状态。CTC同样可以提供基因表达状态。有研究显示，约37%患者虽然原发肿瘤组织不表达 Her-2，但是 CTC 却有 Her-2 基因的扩增，这部分患者仍可从曲妥珠单抗治疗中获益。然而 CTC 也有不足之处，有 1/4 ~ 1/3 的乳腺癌转移患者，外周血找不到 CTC。因此，多次动态的 CTC 检测对患者更有帮助。

长海医院在国内较早引入循环肿瘤细胞检测设备，自 2012 年到 2013 年进行了 150 余例的检测，同时开展了三种 CTC 检测方法（ Cellsearch、iFISH、CanPatrol ）的平行对比研究，为乳腺癌患者的精准治疗提供重要的信息。

●. 88.

什么是乳腺癌基因检测（ 21 基因、BCI ）

乳腺癌 21 基因检测是指检测乳腺癌肿瘤组织中 21 个不同基因的表达水平，包含 16 个乳腺癌相关基因和 5 个参考基因（见下图），这个检测能够提供个体化的治疗效果预测和 10 年复发风险的预测。美国临床肿瘤学会（ASCO）和美国国立综合癌症网络（NCCN）都将 21 基因检测纳入到了他们制定的临床指南中。通过检测检测 21 个基因，观察它们之间的相互作用来判断肿瘤特性，从而可预测乳腺癌复发指数以及接受化疗的效益比。和目前临床上通过患者传统的病理指标方法（患者年龄、肿瘤大小、病理类型、组织学分级、

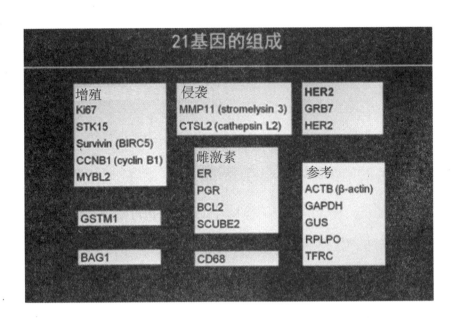

淋巴结转移多少、远处转移情况以及分子分型）进行危险分层之外，21 基因检测 RS 分级比它们更为准确地评估患者的复发风险和预测临床结果。也就是说，可以借鉴检测结果回答临床上患者常问的两个问题，一是我的肿瘤会复发吗？二是我要不要化疗？可以不化疗吗？我能从化疗中获益吗？

乳癌癌根治术后的治疗中，内分泌治疗占有很重要的作用。ER+ 乳腺癌的内分泌治疗目前推荐为 5～10 年，但研究表明 5 年后延长内分泌治疗只会使 2%～3% 的患者获益，同时在治疗过程中大于一半的患者开始出现种种药物不良反应，严重的会并发子宫内膜癌及肺栓塞（1% 左右）。所以，如何挑选真正需要延长内分泌治疗的患者成为较为重要的事项。

乳腺癌指数（BCI）—— 一个基于 7 个肿瘤特异性基因

表达水平的生物标志物——乳腺癌复发指数应运而生，被认为目前唯一能预测延长内分泌治疗的标志物，检测基于手术切除的肿瘤病理切片进行。该检测在美国已进入医保范围。研究表明 21 基因复发风险评分，和免疫组化四因子标记物能够预测乳腺癌 5 年的复发风险，但只有 BCI 能够评估长期复发风险。BCI 能够从仍然处于高长期风险的 40% 患者中明确区分出其中 60% 风险较低者。可以准确地区分在应用他莫昔芬或芳香酶抑制剂阿那曲唑治疗 5 年后的乳腺癌患者是否仍然处于风险中。对仍然处于风险中的患者给予长期治疗，更重要的是，可以让那些低风险患者避免不必要的花费和治疗副作用。

肿瘤高通量基因测序技术（二代测序）是目前国际上检测肿瘤基因突变的先进的技术，对肿瘤化疗、放疗和靶向治疗具有一定的指导意义，欧美国家已将该项技术应用于临床肿瘤的诊断与治疗。2015 年 4 月，国家卫计委正式批准国内 29 家单位开展高通量基因测序肿瘤诊断与治疗试点，长海医院位列其中。乳腺癌特别是转移复发的乳腺癌具有高度的肿瘤异质性，从而导致不同患者在相同的治疗模式下产生不同的预后。结合高通量测序及原代细胞药敏检测为恶性肿瘤患者进行药物筛选及针对性的用药是当今最为前沿的个体化治疗方法。个体化治疗恶性肿瘤的开展是未来个体化医疗在临床应用的铺路石。肿瘤高通量基因测序检测结果有助于指导化疗药物、新型靶向药物、个体化用药（如药物剂量调整）及相关辅助药物使用，或评估化疗效果，或判断预后，或判断肿瘤遗传易感性。通过使用高通量测序技术与原代细胞药敏检测相结合的方法，筛选出恶性肿瘤患者敏感的靶向及化疗药物。在进行个体化治疗后，患者的预后普遍优于非个体化治疗的患者。

89.

乳腺全切除术后乳房还能重建吗

乳腺作为女性的第二性征，其重要性无可比拟。但是由于各种疾病的原因，为了健康我们往往不得不经历手术从而失去宝贵的乳房。这对于疾病的治疗一定是有益的，但是对于现代女性而言，其带来的心理问题、家庭问题以及社会问题也同样不容小视。如今，越来越多的患者在治疗疾病时会考虑到术后乳房美观、自身心理等问题，逐渐对乳房是否可以重建产生思虑和要求。虽然说手术切除乳房后想要重塑和原来一模一样的乳房不太可能，但是通过再次手术治疗已然可以在外观上达到和术前一样的效果，从而减轻患者术后产生的心理等一些列问题。这些手术按照替代物的种类，可分为自体重建和植入物重建，即重新塑造乳房的材料是来源于我们自身身体的其他部分还是借助外界其他物质而不同，同时也可以采取两者结合的方式，既一部分来源于自体，一部分来源于植入物。而按照手术时机的不同，又可分为即刻重建和延期重建，即是在切除乳房的同时立即塑造新的乳房，还是等过一段时间后再重新塑造乳房，即刻重建需要充分考虑当时疾病的情况、身体的情况等等，并不是所有患者都可以实施即刻重建。然而，延期重建几乎适合所有的乳腺切除术后。不管采用何种方式，乳房重建技术已经相对成熟，能够解决患者对于身体的外观及心理的要求。但是是否需要实施重建手术，需结合患者自身的意愿和医生的专业意见而综合考虑决定。

●. 90.

乳房自体重建有哪些方法

自体重建既是移植身体其他部位来重塑"全新"的乳房。这种重建的方式优点在于取材来源于自身，排异反应少见，重建后的质感和外形相对柔和、自然。但是这种重建手术的弊端也显而易见，就是必须取出身体其他部分的组织来填补失去的乳房。这也是很多患者最为担心的顾虑，但是这并不影响自体重建仍然作为一种重建方式的的存在。根据移植组织的取材部位不同，目前主要选取的移植部分包括：背阔肌皮瓣、横行腹直肌皮瓣以及臀大肌皮瓣。这些取材部位相对来说隐蔽、皮肤及组织的量充足，能够满足重建的需要，并且这三种重建方式已经相对成熟，临床上也最多使用。当然是否选择自体重建，以及选取哪个部分来重建，这需要和医生进行沟通，综合的来决定手术方案。

● 91.

什么是背阔肌重建乳房术

背阔肌是人体中最大的肌肉之一，是位于胸背区及腰区浅层的宽大扁平的肌肉。它起自最下的 4 跟肋骨、第 7～12 胸椎和所有腰椎以及骶骨和髂嵴的后三分之一。它的主要血供来源于胸背动脉，受胸背神经的支配。这块皮瓣可以通过旋转方法来重建乳房，意思就是皮瓣不与原来位置离断，"藕断丝连"般的旋转、转移到需要移植的位置。这样能保证新的乳房有足够的血运，并能保证其存活。但是由于女性往往这块肌肉不是特别发达，所以可能不能保证有足够的组织量来重塑乳房，所以往往也会在这块肌肉下再填充一些人工植入物，以达到与对侧乳房对称、美观的效果。并且手术后会在背后留下一处瘢痕，这也是这种手术方式的一种弊端，但是就自体重建手术来说，这种手术方式的血液供应最为可靠，最能保证这块移植皮瓣能够存活，且随着时间的推移，它的效果越稳定。另外，很多患者先前都有腹部手术病史，比如剖宫产、阑尾炎等等，无法选择横行腹直肌重建术，所以往往背阔肌是一个不错的选择。

92.

什么是横行腹直肌重建乳房术

腹直肌就是众所周知的"八块腹肌"，腹直肌有两束垂直走形的肌肉组成，各有三条腱划将其"切割"为四块，所以形成了"八块腹肌"。腹直肌起自第7肋骨及剑突，止于耻骨结节、耻骨及耻骨联合。所谓"横行腹直肌"，简单来说虽然腹直肌是垂直于身体的，但是我们要取的移植皮瓣是腹直肌表面、横行的皮瓣，它可以通过旋转皮瓣重建，也可以带着血管切断做游离重建，就是将其从原来的腹部切断，再进行修剪重塑到类似乳房的外形。这种手术方式的美容效果要优于背阔肌重建，外观和手感都非常好，长期来说也更耐用。但是这种手术过程及难度相当复杂，并且会在腹部留下一处手术瘢痕，虽然相比背部伤口稍隐蔽，但腹部瘢痕的影响要大于背部。因为毕竟这种手术削弱了腹壁的厚度，会导致腹部发生一些远期并发症。

◉ 93.

什么是臀大肌重建乳房术

臀大肌重建乳房术是一种相对较好的手术方式，简单来说就是从臀部移植一块皮瓣重建乳房。它的优点最为直接，就是提供皮瓣的臀部手术后的瘢痕非常隐蔽，特别是切口沿着臀部下面的皱褶来设计者。但是这种手术的缺点也相当明显，就是臀部的皮瓣血管结构相当复杂，血液供应不如前面两种手术方式充足，手术难度非常大，需要有相当经验的医生来参与手术。也正因为如此，手术后重加皮瓣坏死的可能性也非常大，并且手术结束后要趴卧在床相当长一段时间。所以，这种手术方式目前还在探索过程当中。

◉ 94.

乳房自体重建术后有哪些特有并发症

自体重建手术一般来说可能出现的并发症包括：

（1）皮瓣坏死，就是重建的乳房没有存活，这种情况是非常糟糕的，需要积极的处理和修复，不然会让整个重建手术徒劳无功。同样，不仅是重建的乳房可能出现坏死，提供皮瓣的供区同样可能出现这种问题，比如横行腹直肌皮瓣就很容易出现腹壁的坏死。

（2）淋巴水肿，乳腺癌手术所做的腋窝淋巴结清扫术本来就可能会引起患者上肢的水肿，重建手术同样会破坏患侧肢体的淋巴回流，导致淋巴水肿，这类并发症多见于背阔肌重建术。

前文所述的三种手术方式也有各自特有的一些并发症，比如背阔肌重建乳房术可能出现血肿、手臂背伸障碍等等；横行腹直肌重建乳房术可能出现腹部疝气，或者出现腹部补片的感染等，还有腹部疼痛、身体屈曲不适等。

95.

植入物重建材料有哪些

植入隆乳术的历史相当久远，因为需要植入的材料组织反应少、耐用、手感佳等需求，硅胶材料是相当理想的材料。但是硅胶材料的"成长之路"并不是那么的一帆风顺，曾在20世纪80年代因被报道其有潜在的致癌性，并且可能导致自身免疫性疾病，很长一段时间硅胶材料只能用于乳房重建，而不能用于美容手术。并且在欧洲个别国家被禁止使用。但是在2000年，一项报道大型研究报道为其洗刷冤屈，认为硅胶材料并不是导致癌症及自身免疫性疾病的罪魁祸首，并且由于科技进步，重建手术的技术以及材料方面的进步，使得硅胶材料重新被大众接受，并且广受患者青睐。

96.

植入物重建术后有哪些特殊并发症

植入物重建术后的并发症可分为早期并发症和晚期并发症。

早期并发症包括血肿、感染、植入物渗漏、皮肤坏死。

血肿可能发生于手术区域、也可能发生在植入物的腔内。一旦出现血肿可以进行立刻的手术探查，也可以采取观察的保守方法，进一步观察血肿的位置和量来决定应对措施。

感染的情况发生率不高，通常可以使用抗生素来控制感染。但是当感染特别严重时，就不得不再次手术而取出植入物了。

植入物渗漏的情况更为少见，但是一旦发生，也只能手术取出植入物。

皮肤坏死，一般手术以后 10 天左右就能发现，一旦出现需要再次手术清创治疗。

晚期并发症包括包囊挛缩、植入物周围皮肤皱褶、植入物老化。

包囊挛缩是身体对植入物的反应行炎症。因为手术后 1 周左右，身体会在植入物的周围行程一层薄膜，这层薄膜可能出现挛缩，并且多见于接受放射治疗后。一旦出现需要手术来重新纠正、塑形。

植入物周围皮肤皱褶通常是出现在皮肤较薄的患者，出现皮肤的褶皱不平。

植入物老化的情况是不可避免的，老化可能导致植物乳的破裂、身渗漏、外溢以及包膜行程。老化的过程因人而异，无法预测，一旦植入物老化到一定程度，则需要更换植入物。

● ● 97.

乳房重建术后对治疗效果是否有影响

乳房重建手术的技术日益精进，患者的要求也越来越高，但是乳房重建术的实施，是不应与原来疾病的最佳的局部和全身治疗所冲突。所以这需要多学科的综合评价和共同决策。比如放射治疗，放射治疗在整个疾病过程中是不可或缺时，我们可以采用延期重建，或者使用自体重建，调整放射治疗方案等方法来避免放射治疗和重建术发生冲突。又比如药物治疗，乳腺疾病的治疗往往需要辅助全身的药物治疗，对于有重建需求的患者，需要慎重考虑全身药物治疗疗程、剂量和重建手术的时间，以保证药物治疗有足够的疗效，重建手术有良好的效果。

● 98.

乳房重建术后能带来哪些益处

乳腺疾病治疗时，手术切除乳房往往会对患者造成心理上的不良影响。乳房重建手术已经突飞猛进，虽然不能完全解除患者患病之后的心理后遗症，但是也能减轻患者对于失去身体中极其重要的一部分的忧虑。总的来说，乳房重建手术能改善患者的消极心理，提高整体治疗期间的满意度，对于患者本身、亲人，以及情感的体验，都是一个重新塑造的过程。除了最重要的心理层面，乳房重建术对于身体体形、自尊、自我认同和性别意识方面都有着影响，在生活质量上会优于单纯切除乳房的患者。乳房重建术已经相对成熟，术后患者的满意度基本良好，所以，正视乳房重建术，让更多因为失去乳房而困惑的患者重新面对生活、面对人生，其意义深远。

名医护航 第二军医大学健康科普系列丛书
总主编　孙颖浩　朱明哲

书　　名	主　　编		
脑血管病	刘建民	邓本强	
睡眠障碍	毕晓莹	侯晓军	
眩晕	庄建华		
眼部疾病	魏锐利		
鼾症	郑宏良	陈世彩	江德胜
颈椎病	袁　文		
甲状腺疾病	石勇铨		
支气管哮喘	李　兵	唐　昊	
肺癌	白　冲	韩一平	
乳腺疾病	盛　湲		
冠心病	吴宗贵	梁　春	丁　茹
肝硬化	谢渭芬	曾　欣	陈岳祥
胃肠疾病	李兆申		
肾脏疾病	梅长林	张　彤	
前列腺疾病	孙颖浩	高　旭	
子宫颈疾病	金志军	王　丹	
月经失调	徐明娟	刘玉环	
腰腿痛	李　明	白玉树	
全身血管系统疾病	景在平	冯　睿	
高血压	赵仙先	马丽萍	
高脂血症	梁　春	吴宗贵	黄志刚
糖尿病	黄　勤		
高尿酸血症与痛风	黄　勤		
骨质疏松症	赵东宝		
更年期问题	俞超芹		
常见皮肤疾病	廖万清	潘炜华	
医学美容与抗衰老	江　华		
癌症已是常见病	凌昌全	刘　龙	封颖璐
怎样看化验报告	高春芳		
心理调适	刘伟志		
射波刀精准放疗	张火俊	居小萍	